10分钟
简易健身瑜伽

SHIFENZHONG JIANYI JIANSHEN YUJIA

张斌 主编

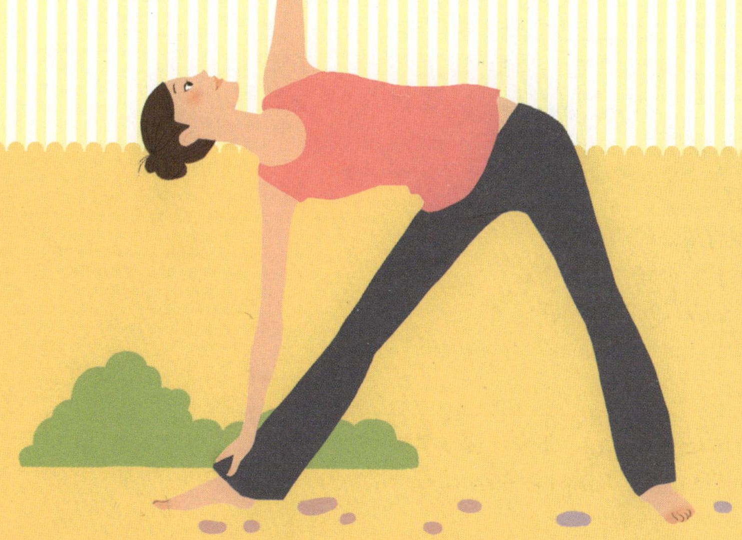

重庆出版集团 重庆出版社

图书在版编目（CIP）数据

10分钟简易健身瑜伽／张斌主编．－重庆：重庆出版社，2009.12
（瑜伽生活馆）

ISBN 978-7-229-01427-8

Ⅰ．①1… Ⅱ．①张… Ⅲ．①瑜伽术－基本知识 Ⅳ．①R214

中国版本图书馆CIP数据核字（2009）第208738号

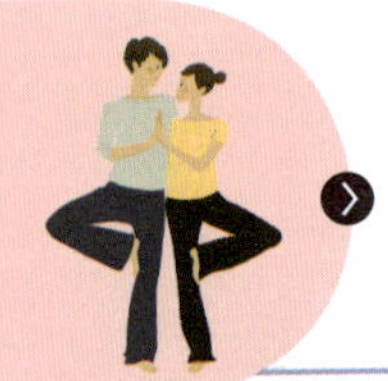

•瑜伽生活馆•

10分钟简易健身瑜伽

SHIFENZHONG JIANYI JIANSHEN YUJIA

出 版 人：罗小卫　　**特约编辑：**冷寒风　李吉喆
策　　划：华章同人　　**封面设计：**鲍丽丽
责任编辑：陈建军　　**制　　作：**（www.rzbook.com）

重庆出版集团
重庆出版社 出版
（重庆长江二路205号）
北京瑞禾彩色印刷有限公司　印刷
重庆出版集团图书发行公司　发行
邮购电话：010-85869375/76/77转810
E-MAIL：sales@alphabooks.com
全国新华书店经销

开本：889mm×1194mm　1/12　印张：12　字数：150千字
版印次：2010年1月第1版　2010年1月第1次印刷
定价：24.80元

如有印装质量问题，请致电023-68706683

版权所有，侵权必究

Foreword 自序

冥冥之中，命运一定会给你一些赠礼。而我收到的赠礼，就是成为一个东方养生智慧的传播者。

二十年前，我就对《道德经》和《黄帝内经》等国学宝典产生了兴趣，开始仔细研读，儒、释、中医、武学都有涉猎，我希望从中获得掌控生命、自主健康的法宝。

大约在1999年，我第一次参加了一位美籍老师的瑜伽课程，课堂结束，周身通畅，无比轻松，这种喜悦的感觉在心头久久停留。于是冒出个念头：何不将中国养生与印度瑜伽结合起来呢？瑜伽起源古印度，是人们观察自然界万事万物总结出的生命智慧，的确与中国古代养生精髓有许多相通之处，都是在真正造福生命。基于这个念头，我悉心研习瑜伽，并总结出了一套适合中国人的生命科学全方位修炼方法，希望通过这种方式，去帮助更多人重获健康、纯净心灵。

我自己受益于瑜伽后，许多朋友受我影响也投入瑜伽修习，于是很多人的身体也更健康，变得更年轻和容光焕发。而且，他们更体会到瑜伽带来的心灵的平静和安宁、人际关系的改善以及认知世界的角度的转变，真正到达了瑜伽一词的本意——联结。道家所说的“一人一宇宙”，其实在瑜伽中就是将每个个体与世界联结。还记得有位印度瑜伽大师说过：“如果用一句话概括瑜伽的益处，那就是瑜伽带来的幸福感。”

瑜伽于我的一生，不仅仅是一份美好的体验，更多的应该是一种爱的延续。既然双手接受了瑜伽这份赠礼，更应该将手心朝下，懂得给予和传递。给予是生命的真谛，希望这份爱的传递能够帮助你，帮助他，帮助我们身边的每一个人！

张斌

世界瑜伽协会中国总部教学总监

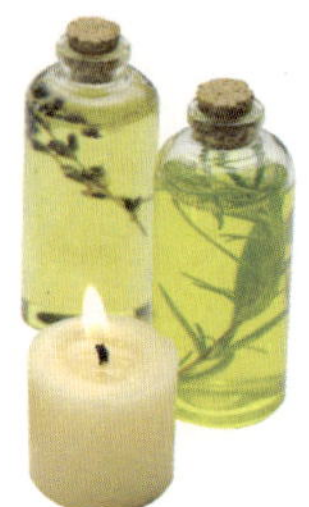

Contents

YOGA 10分钟简易健身瑜伽

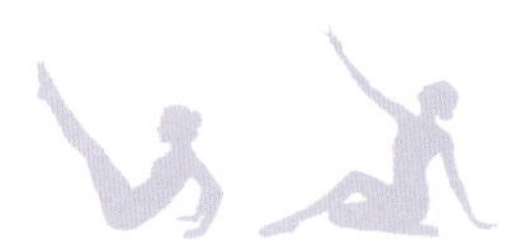

Part 01 简易、速效，适合忙碌一族的健身方法

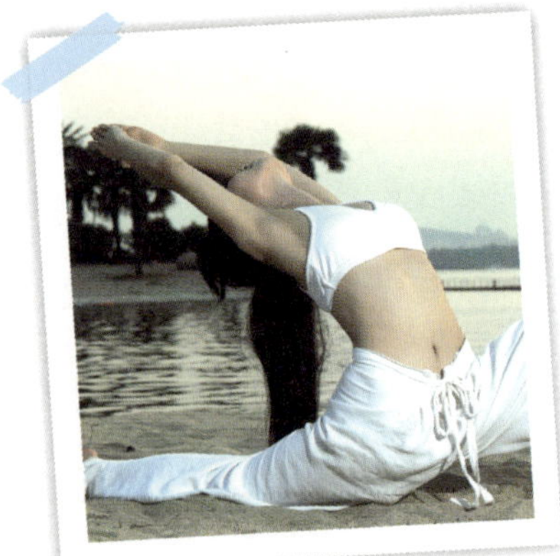

Part 02 随时随地动起来，为健康加油

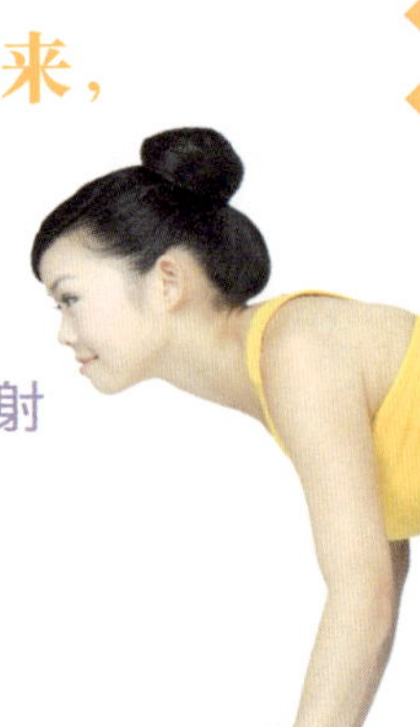

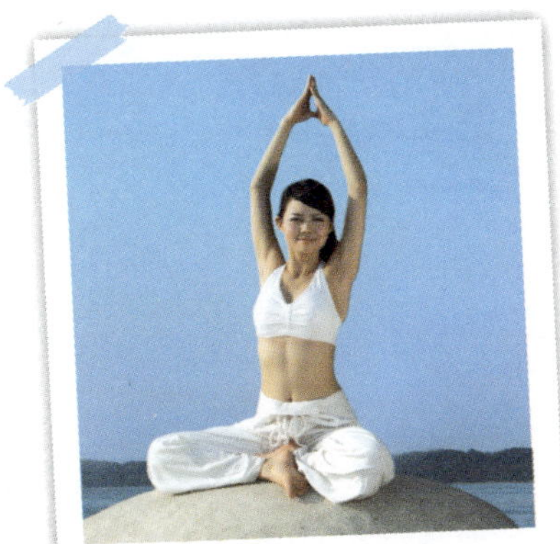

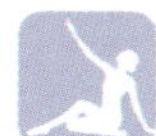

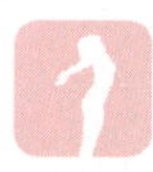

简单10分钟，有效应对身体红灯

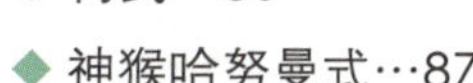

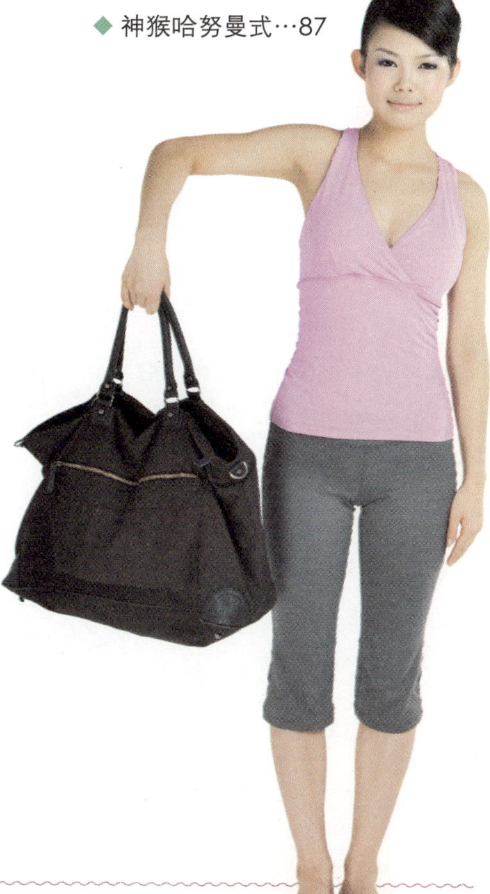

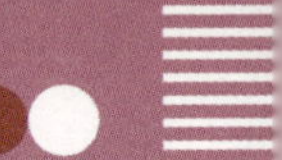

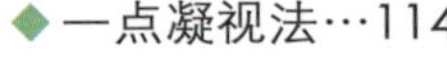

轻松享受性福瑜伽

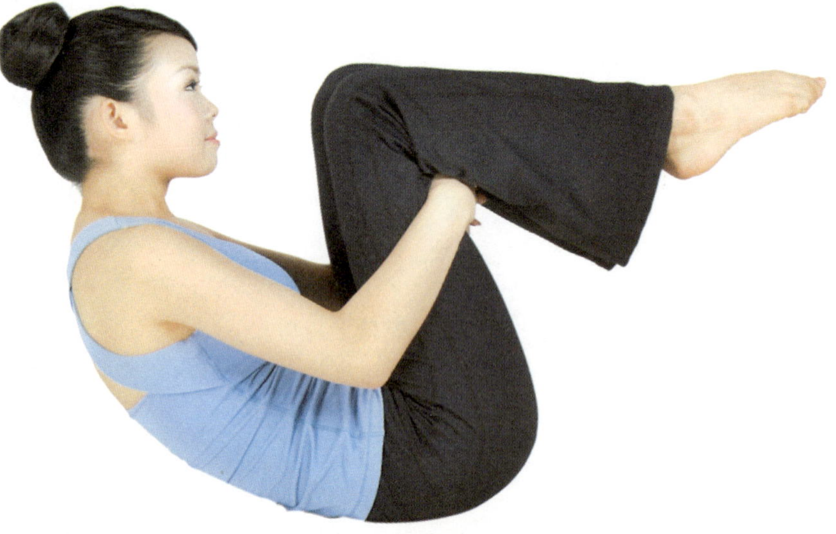

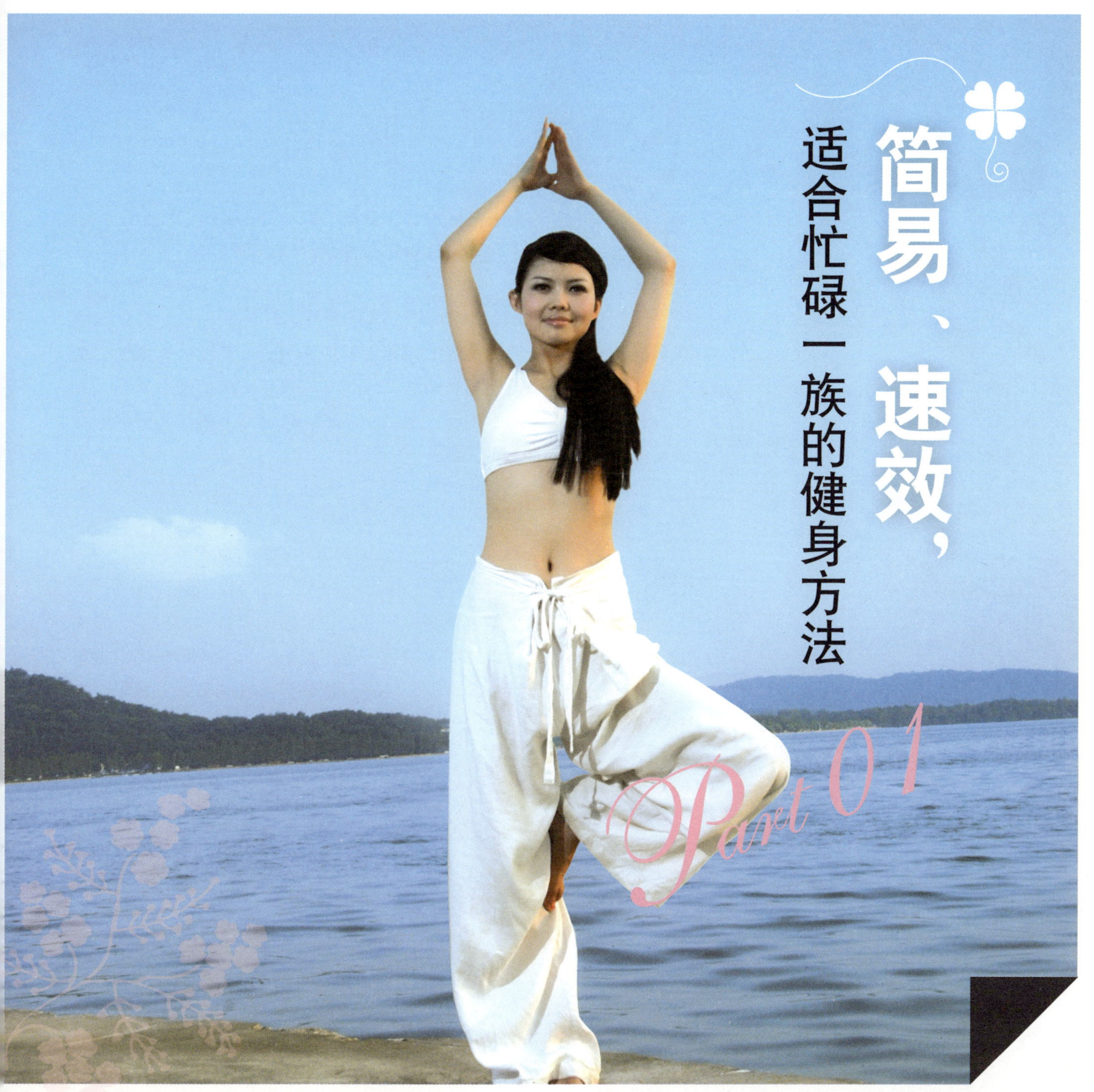
简易、速效，
适合忙碌一族的健身方法
Part 01

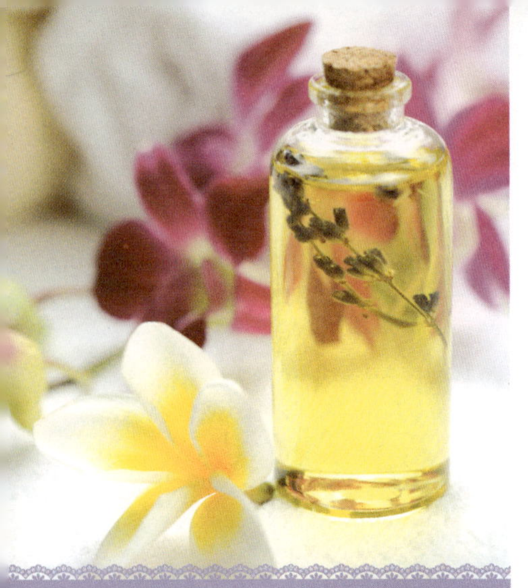

瑜伽，流传千年的神奇保健法

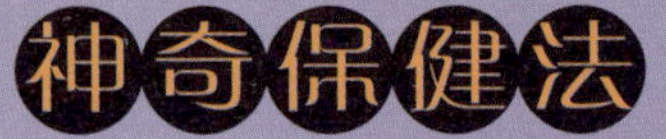

- 快速了解瑜伽
- 舒缓体位法，身体保健立竿见影
- 呼吸+冥想，迅速瓦解不良情绪

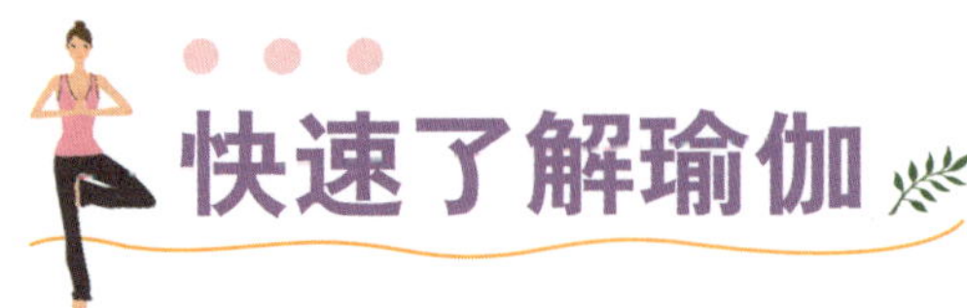

快速了解瑜伽

瑜伽是一种流传千年的神奇保健法。瑜伽二字，有“联合”“连接”的意思，指的是将人的身体和精神结合到最佳状态，将人与宇宙结合到最完美的境界。

大约在5 000年前，古印度一群高僧为达到天人合一的境界，结伴僻居在喜马拉雅山麓地带的原始森林中修行。在长期修行中他们从生物的生存法则中悟出不少道理，于是开始模仿动物的姿态和呼吸方式，将生物的生存法则用到人身上，维护人体健康。经过几千年演变便成为一套切实可行的保健法——瑜伽。

* 瑜伽具有以下几种卓越的保健功效

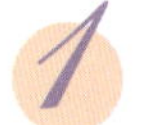

1 消除身体的紧张和疲劳

久坐办公室的上班族，身体往往处于极度的紧张和疲劳中，如果长时间得不到放松，身体状况很容易亮出红灯，比如头晕头痛、颈肩酸痛、腰酸背痛等。练习瑜伽，能充分锻炼肌肉和关节，最大限度地放松全身，让身体保持在最佳状态。

2 预防各种慢性病

练习瑜伽还能有效地挤压、按摩腹部，使腹内各器官得到滋养，使身体各部位都保持平衡。当身体保持平衡，状态良好，我们自然就远离了各种慢性病。如瑜伽中的肩倒立式，有助于舒缓神经，可以预防高血压，缓解哮喘等；而弓式则有预防糖尿病的作用。

消除紧张疲劳
预防慢性病
减轻压力
释放不良情绪

3 减轻压力，增强身体活力

生活在快节奏的现代社会，我们面临各种压力，当这种压力超过一定限度时，我们的身体会出现不适，心理上会产生挫败感，人就可能委靡不振。瑜伽是最好的减压运动，它能够放松身心，守护健康，增强身体活力，使人精力充沛。

4 释放不良情绪，使人精神愉悦

瑜伽有助于调节人体神经系统，净化心灵，消除紧张、焦虑、烦躁不安等各种不良情绪，使人的内心保持平和安宁，使人精神愉悦，快乐地过好每一天。

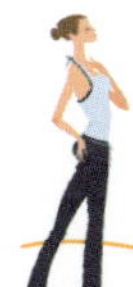

舒缓体位法，身体保健立竿见影

瑜伽体位法指的是在某一个舒适的动作或姿势上维持一段时间，借由这些扭转或拉伸的静态动作来伸展肌肉，刺激腺体，按摩内脏，强化身体。

* 瑜伽体位法的命名方式

■按照姿势所模仿的动物来命名，如眼镜蛇式、猫式等。

■按照姿势的功效命名，如肩倒立式等。

■按照姿势架构特性来命名，如龟式等。

■按照动作的发明者来命名，如神猴哈努曼式等。

瑜伽体位法能够充分拉抻肌肉和韧带，活动关节，同时还能温和地按摩腹内器官，对机体具有十分显著的保健功效。只要你坚持练上一段时间，便会惊喜地发现身体状况好转，体质得到有效加强。

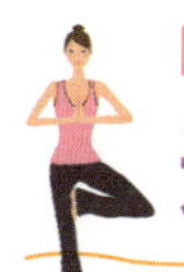

呼吸＋冥想，迅速瓦解不良情绪

在瑜伽练习中，呼吸和冥想有着至关重要的地位，它们是调节情绪的最佳方式。

瑜伽呼吸法缓慢而深长，能够为体内补充足够的氧气，使人精力集中，内心平静。日常生活中，当我们的思绪混乱时，呼吸就会变得浅而凌乱；而当精神集中、情绪良好时，呼吸则会变得深沉而平稳。瑜伽呼吸法正是通过控制我们的呼吸方式，掌握吸气和呼气的频率与深度，从而起到调节身心、瓦解不良情绪的作用。

瑜伽冥想是将注意力集中到某一特定对象之上的沉思法。当一个人的思维持续不断地向一个方向流动时，冥想就形成了。冥想能够使人心胸开阔，增强人生幸福感。瑜伽修习者常说："我们整天想着自己是什么，我们就是什么。"我们多想想快乐的事情，心情就是愉快的。

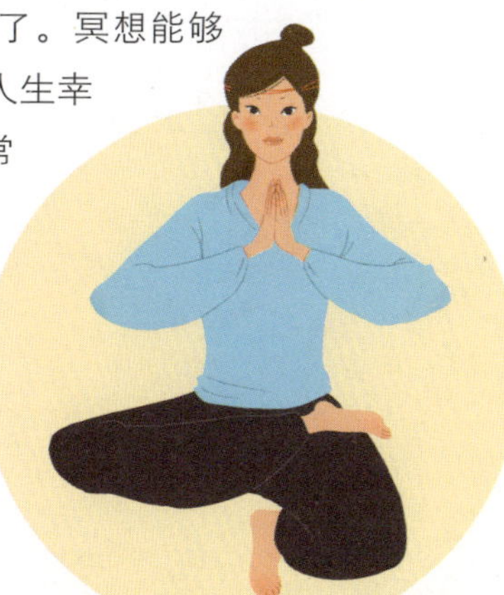

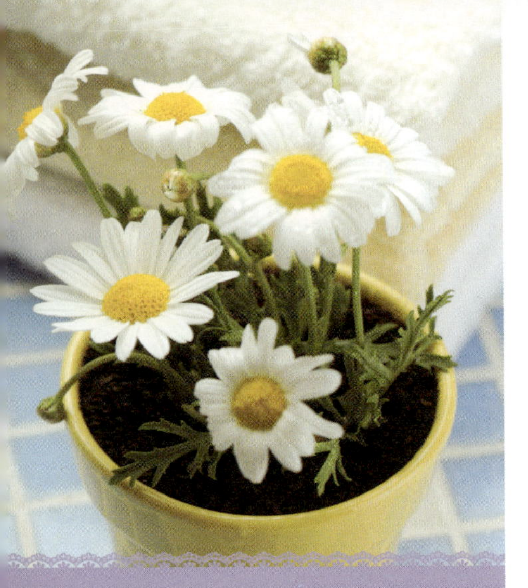

10分钟的
瑜伽秘诀

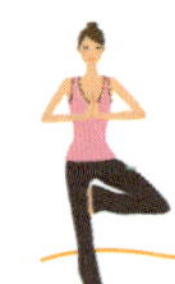

10分钟，这样安排最有效

忙碌的上班族往往抽不出整块的时间练习瑜伽，那么不妨充分利用空余时间，见缝插针地练习，同样能起到良好的健身效果。其实每次练习时间不用太长，10分钟就够了，可以适当增加练习次数即可。

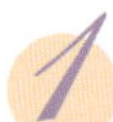

早晨起床后

清晨起床后，头脑和身体都还没有完全清醒，这时练10分钟瑜伽，可以使头脑清醒，让身体活动开，使一整天都保持活力。

最适合清晨练习的瑜伽姿势是拜日式，它一共包括12个姿势。据说，是古印度人为了感激太阳赐予人类光明与能量而创造的。他们常常在清晨起床后，面对太阳练习拜日式，以表达心中的膜拜之情。我们也可以在清晨练习拜日式，能够使身体迅速活动开，练完之后会感觉全身都充满了力量。

此外，还可以练练瑜伽冥想、坐姿脊柱扭转和屈身动作等，可以使思维变得清晰，使身体充满活力。

上下班途中等车时

上下班途中等公交车时，常常会觉得很无聊，这时不如抓紧时间练几个简单的瑜伽动作，一来可以避免时间在无聊中度过，二来可以有效锻炼身体，可谓两全其美。等车时，可以试着练练扭腰和提臀的姿势，因为这些动作做起来比较容易，并且站着就可以练习，非常方便。

上班期间

上班期间如果长时间不活动，很容易患上头晕头痛、腿脚酸胀、关节僵硬等办公室综合征。所以，最好每工作2小时就活动3～4分钟。瑜伽是最适合在办公室内进行的运动，我们可以利用座椅和办公桌来辅助练习，简单而有效。比如可以练练椅子骆驼式、椅子双角式、靠椅式、半莲花单腿背部伸展式等姿势。

午餐前

工作了一上午，人往往很疲惫，所以最好在午餐前来一次10分钟的瑜伽练习，可以快速为身体充电，消除倦意。需要注意的是，练习瑜伽必须保持空腹状态，所以一定要在午餐前练习。午餐后3小时内千万不要练习瑜伽，以免引起不适。

晚睡前

晚睡前练10分钟瑜伽，有助于放松身心，减轻压力，提高睡眠质量。压力过大以及患有失眠症的朋友，最适宜在晚睡前练练瑜伽。适合晚睡前练习的瑜伽体式有蝗虫式、炮弹式、轮式、反弓式等。

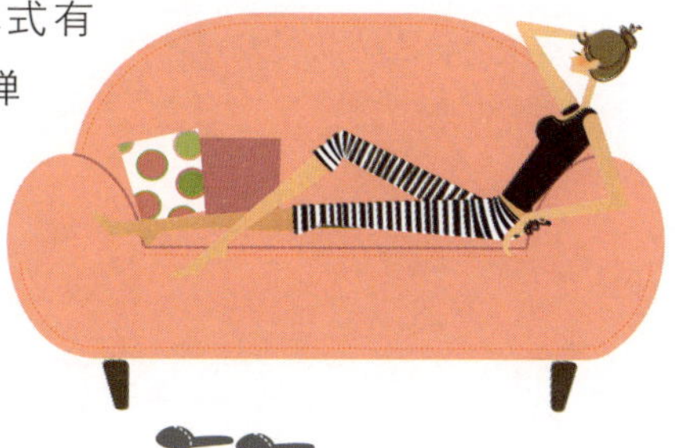

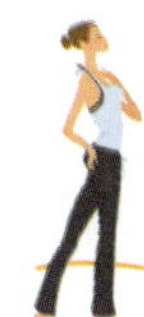

选择最适合的体位法

根据环境条件选择体位法

在不同的环境中，适合练习的瑜伽体位法各不相同。比如，在瑜伽馆和户外等宽敞的环境中，站立式和坐卧式体位法都适合练习；在家中的卧室里，比较适合练习坐卧式瑜伽；而在办公室里，则可以利用桌椅，辅助练习站立式体位法。

根据自身需求选择体位法

每个人的身体状况有所不同，适合练习的瑜伽体位法也不相同。

比如，患有头晕、头痛的朋友，适合练习头部放松式、鱼式等能够促进头部血液循环的体位法；患有腰酸背痛的朋友，适合练习三角伸展式、圣哲玛里琪一式等能够拉抻腰背部的体位法；关节僵硬的朋友，适合练习上直角式等有助于灵活关节的体位法；经常感到焦躁不安的朋友，可以练练大契合法、敬礼式和倒箭式这三种有助于定心安神、稳定情绪的体位法；患有失眠的朋友，不妨练练一点凝视法和眼镜蛇式等体位法，有助于提高睡眠质量；经常受生理痛困扰的女性朋友，可以多练习磨豆式和花环式等体位法，能促进骨盆区域的血液循环，消除生理痛；想提高性功能的男性朋友，可以多练习虎式、坐角式和双腿背部伸展式。夫妻俩还可以一同练习，适合的体位法有双飞燕式和双人V字式等。

必不可少的呼吸与冥想

瑜伽以冥想、呼吸、体位法三者为中心，其中呼吸与冥想是修炼瑜伽的基础。经过一段时间的呼吸与冥想练习，不但可以提高瑜伽动作的健身功效，还能消除紧张，减轻肌肉的酸痛感，达到身心和谐的最佳状态。

将瑜伽呼吸与动作密切配合，需要掌握以下几个基本原则：

* 身体伸展开时应该配合吸气，身体收缩、扭转时应配合呼气。以身体前弯的姿势来说，当两臂向上伸展时应该配合吸气，当身体向前弯曲时应该呼气。

* 当保持某个姿势不动时，千万不要憋气，要保持顺畅的呼吸，并且可以通过呼吸让动作做得更到位。比如当身体保持扭转的姿势时，就应该配合呼吸去完善动作。

* 在练习瑜伽体位法时，不要刻意地呼吸，这样反而会让身体紧张，影响动作的完成。所以，一定要遵循自然呼吸这个原则，要学会控制自己的呼吸。一般来说，吸气和呼气的时间长度应大致相等，如果吸气持续了10秒，那么呼气也应该持续10秒。此外，只有对吸气、呼气的过程有了完全的控制调节能力后，才能开始练习屏息，否则不要轻易屏息，尤其是对于患有心脏病或高血压的人而言。

* 瑜伽呼吸法主要分为腹式呼吸法、胸式呼吸法和完全式呼吸法三种：

腹式呼吸法 是以肺的底部进行呼吸，腹部鼓动，胸部相对不动。

胸式呼吸法 是以肺的中上部分进行呼吸，胸部鼓动，腹部相对不动。

完全式呼吸法 是将腹式呼吸和胸式呼吸结合起来的呼吸法，肺的上、中、下三部分都参与呼吸，腹部和胸部都在不断起伏。

其中腹式呼吸法最常用，贯穿于整个瑜伽练习过程。胸式呼吸法更接近日常使用的呼吸法，比较容易掌握。做完全式呼吸法则要一气呵成，不要把两种呼吸法分成两个阶段。

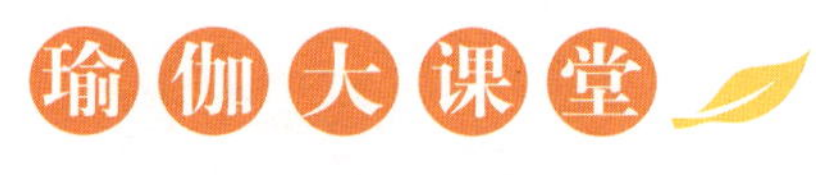

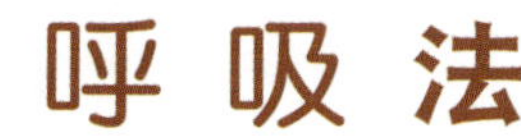

呼吸法

Classroom

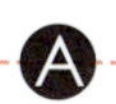

腹式呼吸法

健身功效 使大量氧气进入肺部，并排出肺部的废气，使内心平和，消除不良情绪。

练习步骤

1. 盘坐在垫子上，将注意力集中到肚脐上，可以将左手或右手轻轻放在肚脐上，感受腹部的起伏变化。
2. 吸气时，将空气深深地吸入肺的底部，随着吸气的加深，胸部和腹部之间的横膈膜跟着下降，你的小腹会像气球一样向外鼓起。
3. 呼气时，小腹朝着脊柱方向收紧，横膈膜便会升高，肺部的废气也就排出体外。

B

胸式呼吸法

健身功效 有助于增强胸腔的活力与耐力，增大供氧量，使体内血液得到净化。同时，减轻压力，稳定情绪。

练习步骤

1. 盘坐在垫子上，用鼻子慢慢将空气吸入整个胸部区域，感觉肋骨向外扩张并向上提升，腹部则保持平坦。
2. 呼气时，慢慢将体内的废气呼出体外，肋骨向下回落并向内收。

C

完全式呼吸法

健身功效 增强肺部功能，提高人体免疫力，增强体力。

练习步骤

1. 盘坐在垫子上，先轻轻吸气，腹部向外鼓起，接着从腹式呼吸法过渡到胸式呼吸法。
2. 呼气，先放松胸部，再放松腹部，尽量向内收紧腹肌，使肺部的气体能够大量排出体外。

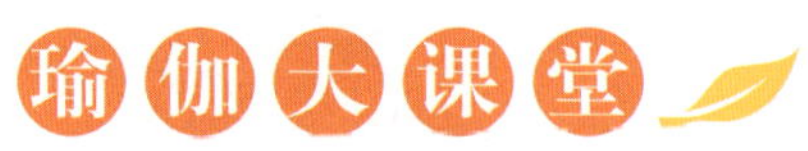

冥想

Classroom

语音冥想

健身功效 语音冥想功效最直接，不断重复念诵冥想语音，能让人获得强大的精神力量。

练习步骤

1. 采用盘坐的姿势，闭上双眼，做几次深呼吸。
2. 密切关注自己的呼吸，呼气时用深沉的声音念“噢姆”语音。进入冥想状态后，吸气时在心里默念“噢姆”，呼气时出声念“噢姆”。

B

烛光冥想

健身功效 烛光冥想是放松身心的最好方式，有静心安神的作用。

练习步骤

1. 点燃一支蜡烛，放于眼前一尺左右的位置，高与眼齐。盘腿而坐，闭上双眼，随着均匀的呼吸，不断向上伸展脊柱。
2. 当感觉自己完全沉静下来时，稍微张开双眼，凝视烛光最明亮的部分，并将意识专注于烛光上。注意不要眨眼睛，当感到眼睛疲劳快要流泪时，立刻闭上双眼。闭上双眼时，集中精力去想烛光的样子，待双眼放松后，再次睁开眼睛凝视烛光。

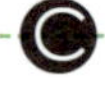

睡眠冥想

健身功效 睡眠冥想可最大限度地放松大脑和身体，使人进入深层睡眠。

练习步骤

仰卧在垫子上，放松全身各个部位，保持匀速呼吸。闭上双眼，从脚趾开始，慢慢观想至头顶，再观想整个背部。如此反复进行，观想全身11次。

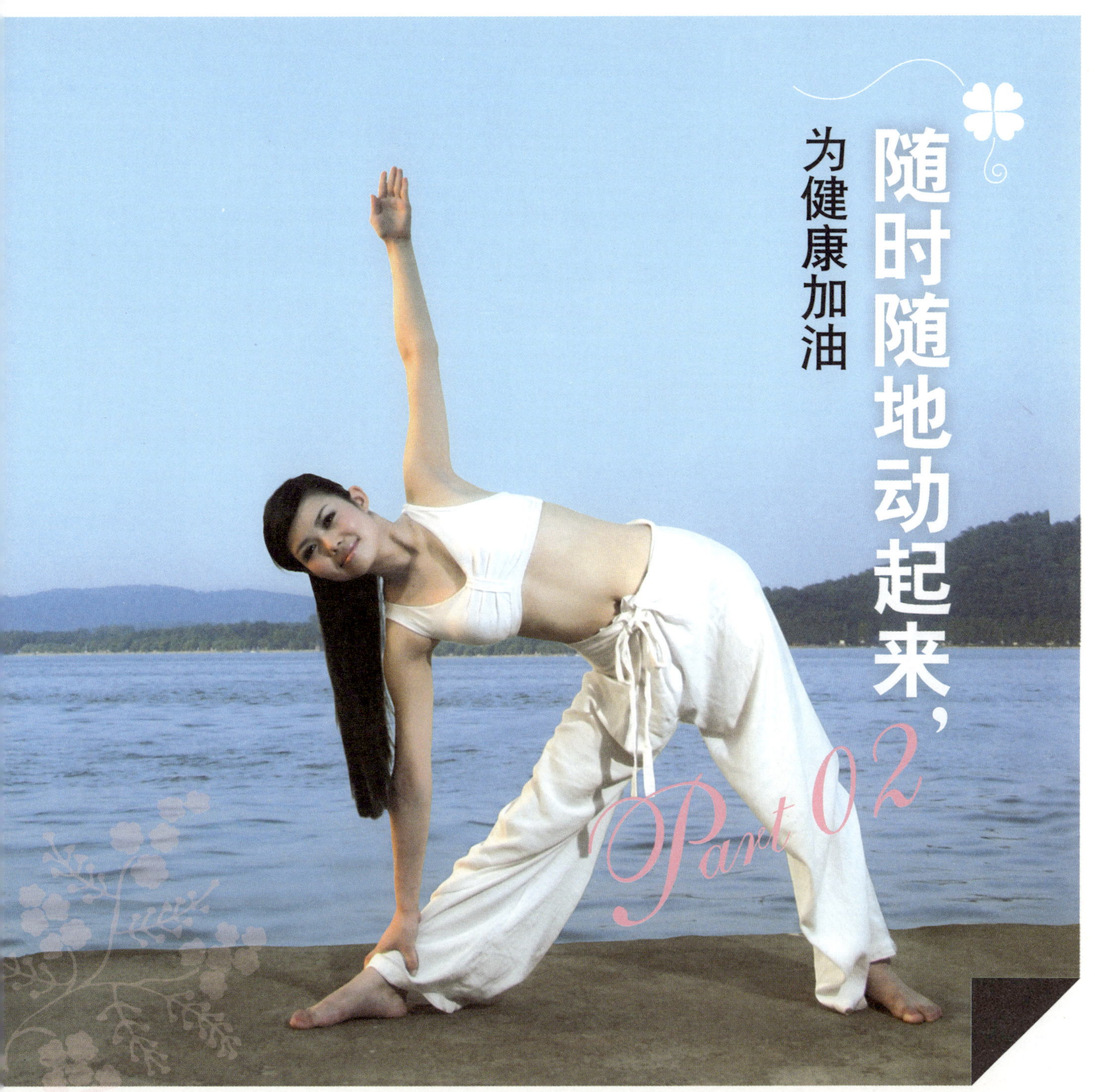
随时随地动起来，
为健康加油
Part 02

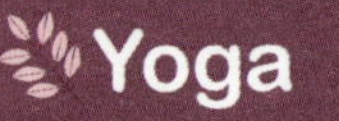

晨起10分钟，让一整天都活力四射

清晨是练习瑜伽的最佳时刻，此时肠胃活动基本停止，容易进入深层瑜伽状态。晨起后选择合适的体式，让四肢完全伸展，摆脱疲倦和困乏，精力充沛地开始新的一天。

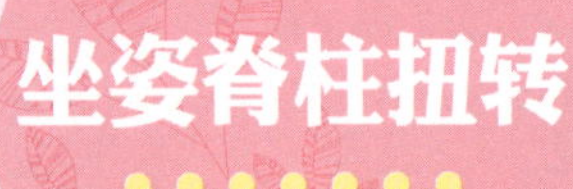

坐姿脊柱扭转

健身功效

1. 以扭转的方式，调整脊柱功能，使脊柱挺直富有弹性，让全身充满能量。
2. 强化身体各脏腑，促进体内血液循环。

重复次数 双腿轮换，重复4次

1

挺直腰背坐于垫子上，双腿伸直并拢，两手放于身体两侧。

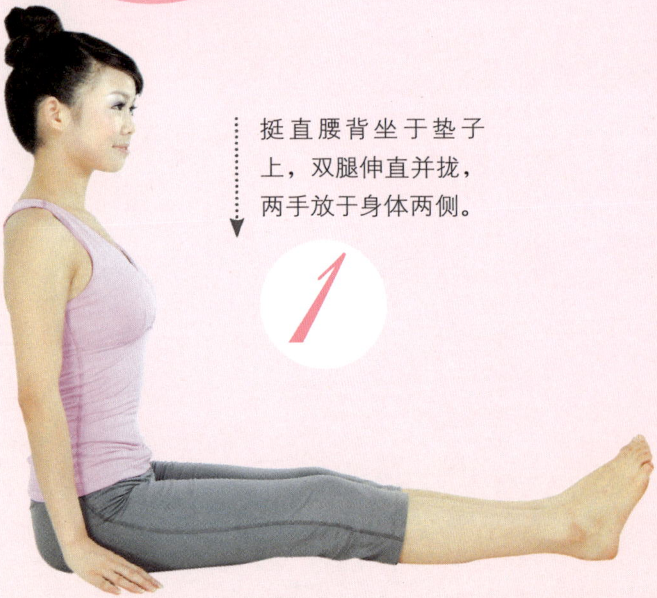

2

慢慢抬起右腿，跨过左腿，使右脚置于左腿膝盖外侧，脚掌着地，上半身保持不动，双眼正视前方。

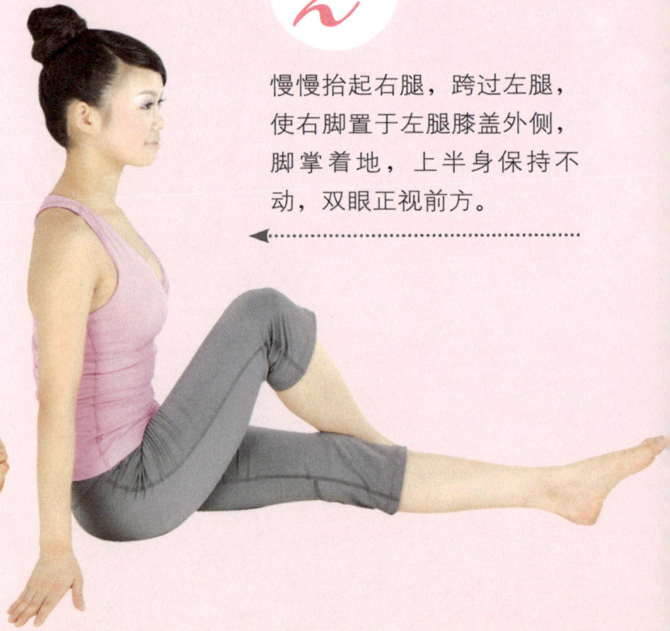

Keep10秒
头部转动！身体转动过程中，头部也要稍稍转动。

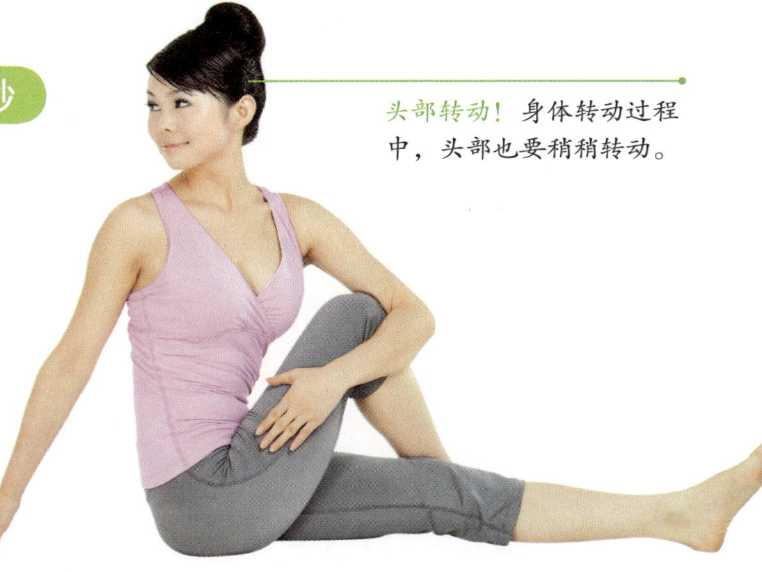

3

吸气，身体向右侧扭转，弯曲左手手肘，环住右腿膝盖，右手自然落于臀部后方右侧的垫子上，眼睛望着右方，保持此姿势10秒，尽量平缓而细长地呼吸。

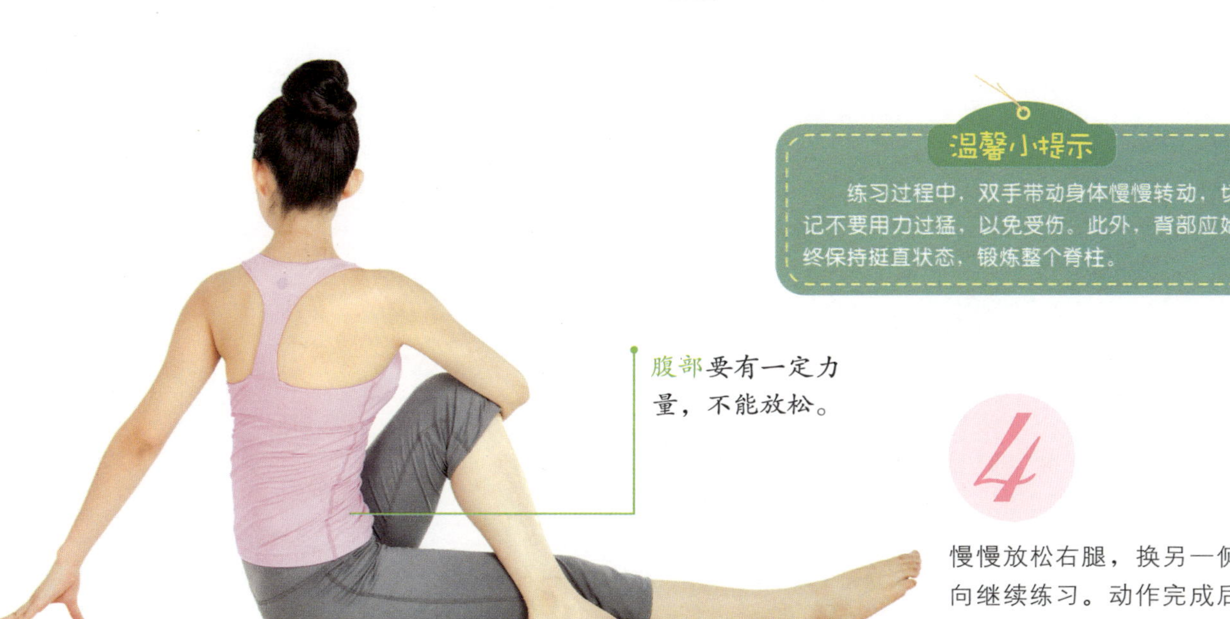

温馨小提示

练习过程中，双手带动身体慢慢转动，切记不要用力过猛，以免受伤。此外，背部应始终保持挺直状态，锻炼整个脊柱。

4

慢慢放松右腿，换另一侧方向继续练习。动作完成后，注意让背部适当放松。

风车式

健身功效

1. 舒展肩部、背部、腰部、腿部的肌肉，避免晨起时身体僵硬。
2. 调理神经系统，促进体内血液循环。

重复次数 左右方向各重复4次

保持平衡！身体不要太向后倾，否则容易摔倒。

1

双腿分开站立，距离比两肩宽。吸气，双臂高举，双手在头顶合十，转动手腕，使掌心向上，仰头，脖子向后伸展，眼看双手。

2

呼气，从髋部开始向前弯曲，直到背部与地面平行，双臂保持原来的姿势，眼睛直视前方。

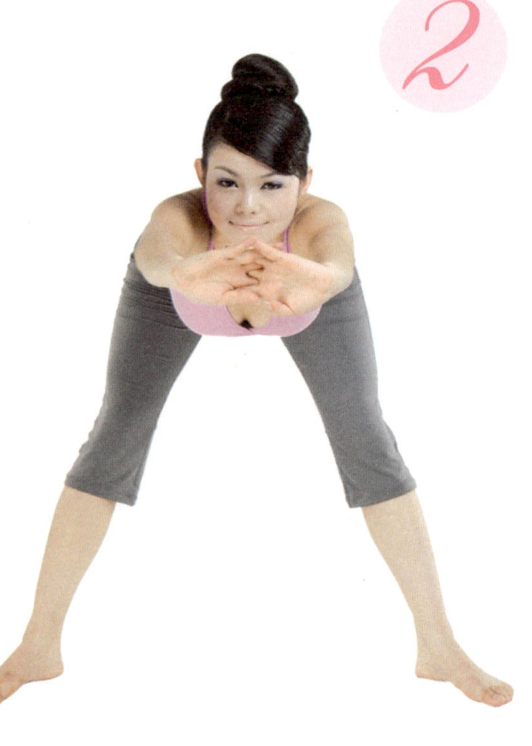

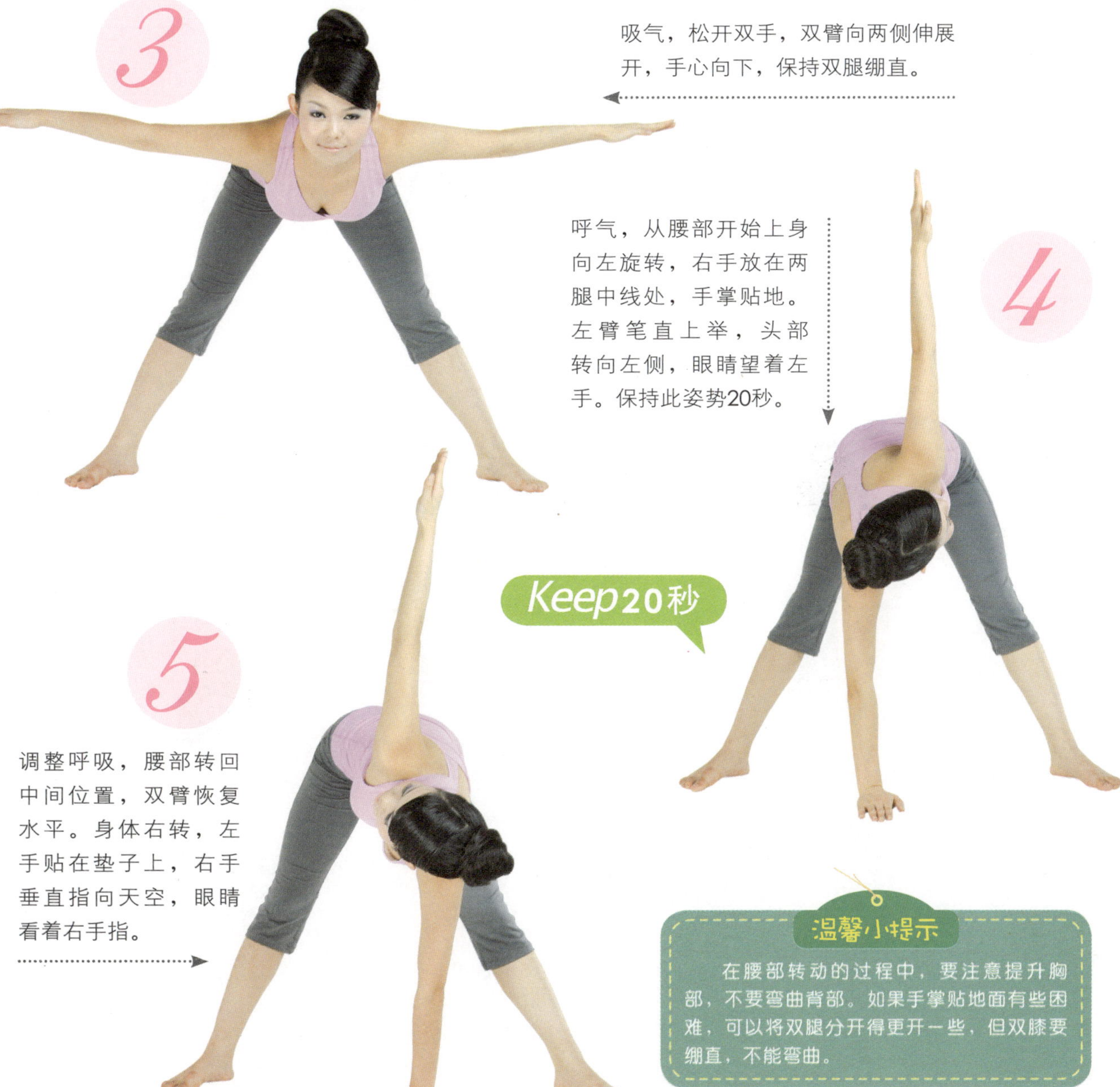

吸气，松开双手，双臂向两侧伸展开，手心向下，保持双腿绷直。

呼气，从腰部开始上身向左旋转，右手放在两腿中线处，手掌贴地。左臂笔直上举，头部转向左侧，眼睛望着左手。保持此姿势20秒。

调整呼吸，腰部转回中间位置，双臂恢复水平。身体右转，左手贴在垫子上，右手垂直指向天空，眼睛看着右手指。

温馨小提示

在腰部转动的过程中，要注意提升胸部，不要弯曲背部。如果手掌贴地面有些困难，可以将双腿分开得更开一些，但双膝要绷直，不能弯曲。

屈身动作

健身功效

1. 帮助排出体内的浊气，使晨起后精神更为振奋。
2. 锻炼腰腹部肌肉，舒展双臂和背部线条。

重复次数 3～5次

Keep 10秒

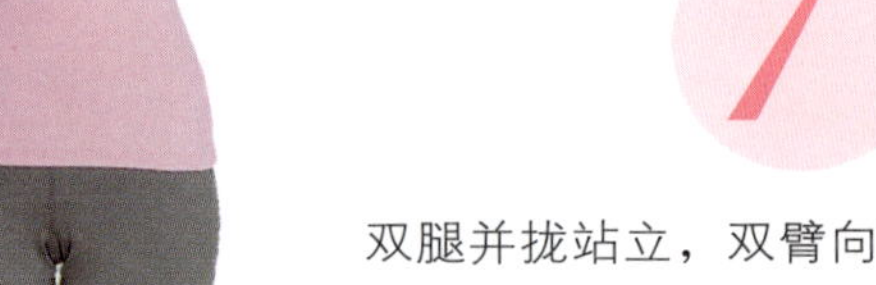

1

双腿并拢站立，双臂向两侧平举，掌心向下。

2

调整呼吸，身体以腰部为轴向下弯曲，使上半身与双腿呈90°，双臂保持水平伸展。

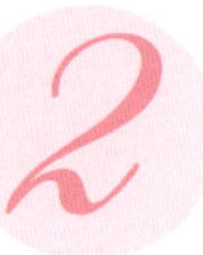

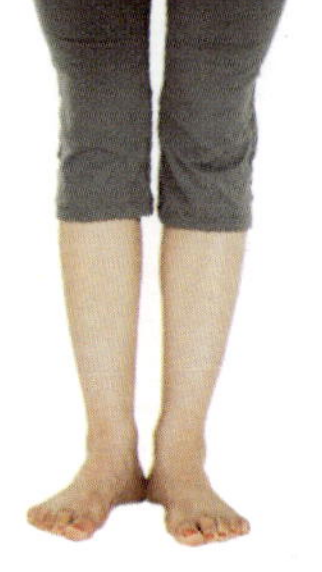

3

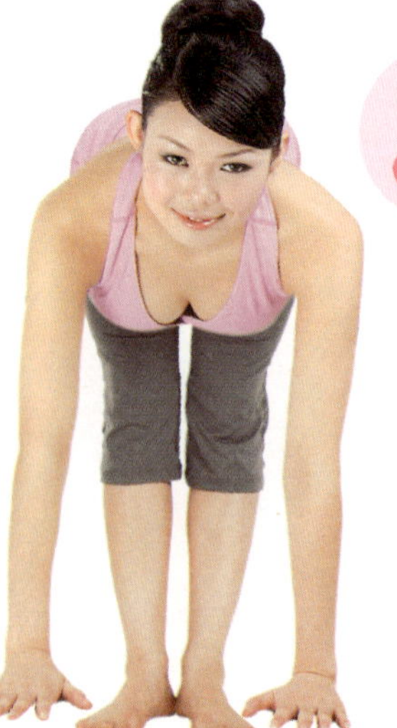

放下手臂，手掌置于脚掌两侧的垫面上，保持姿势约10秒，然后慢慢吸气，抬起身体，回复原位。

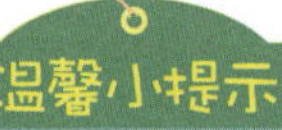

温馨小提示

弯腰的时候，尽量保持背部的平直，使背、颈、头呈一条直线，让背与双腿形成直角，不要弯腿。

清凉呼吸法

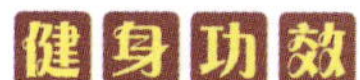

1. 使肺部空气变得清凉，从而达到降温、提神、醒脑的作用，能让人宁静安详。
2. 加强脾脏和肝脏活动，增强消化功能。

重复次数 1次

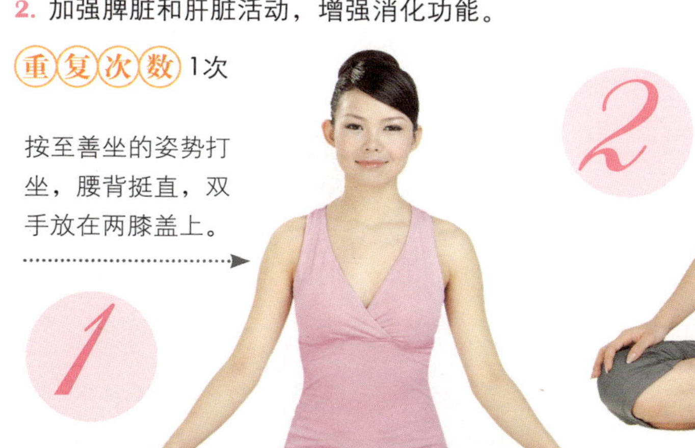

1 按至善坐的姿势打坐，腰背挺直，双手放在两膝盖上。

2 微微抬头，张嘴，吐出舌头，并将舌头尖儿卷成管状。

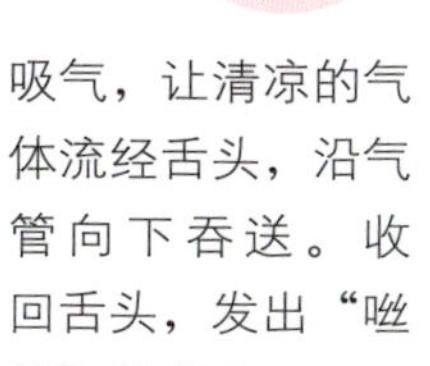

3 吸气，让清凉的气体流经舌头，沿气管向下吞送。收回舌头，发出“咝咝”的声音。

4 轻轻低头，闭上嘴巴，屏气几秒钟。然后，眼睛直视前方，并通过鼻腔缓慢均匀地向外呼气，反复练习25～50次，慢慢放松全身。

拜日式

健身功效

1. 舒展全身筋骨，运动了肩部、背部、腰部、腹部、大腿等部位。
2. 使全身血液循环畅通，强化心、肺、肾等器官的功能，使人精力充沛。

重复次数 1次

双脚并拢，双手在胸前合十，背挺直，呈山式站立，调匀呼吸。

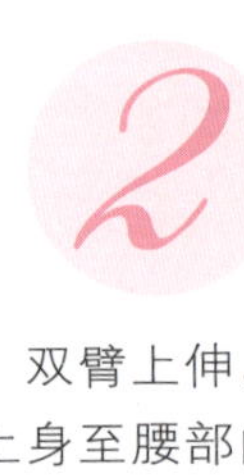

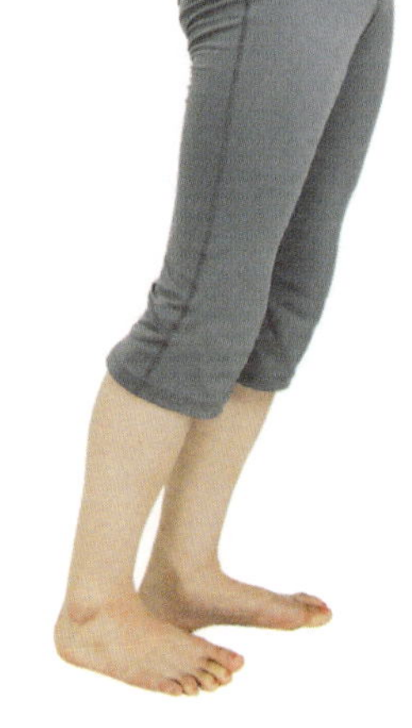

吸气，双臂上伸，带动上身至腰部向后弯曲，向前推胯，使上身与双腿尽量呈90°。

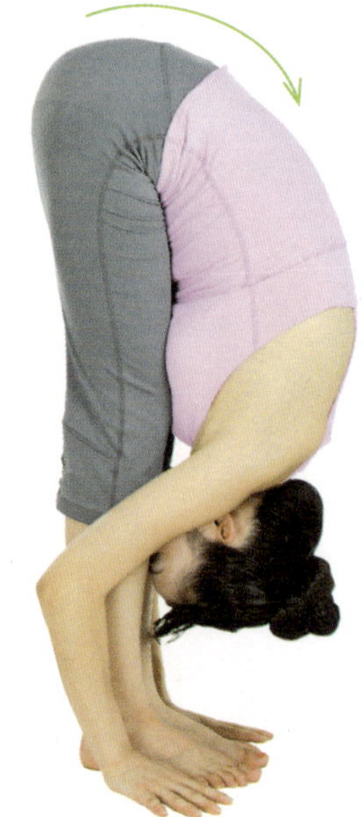

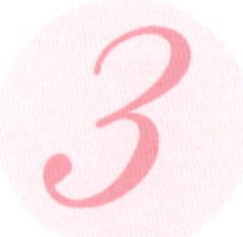

呼气，上半身慢慢回复原位，然后向前方倾，胸、腹部尽量靠近双腿。双手放在双腿旁边的垫子上，前额触到小腿。

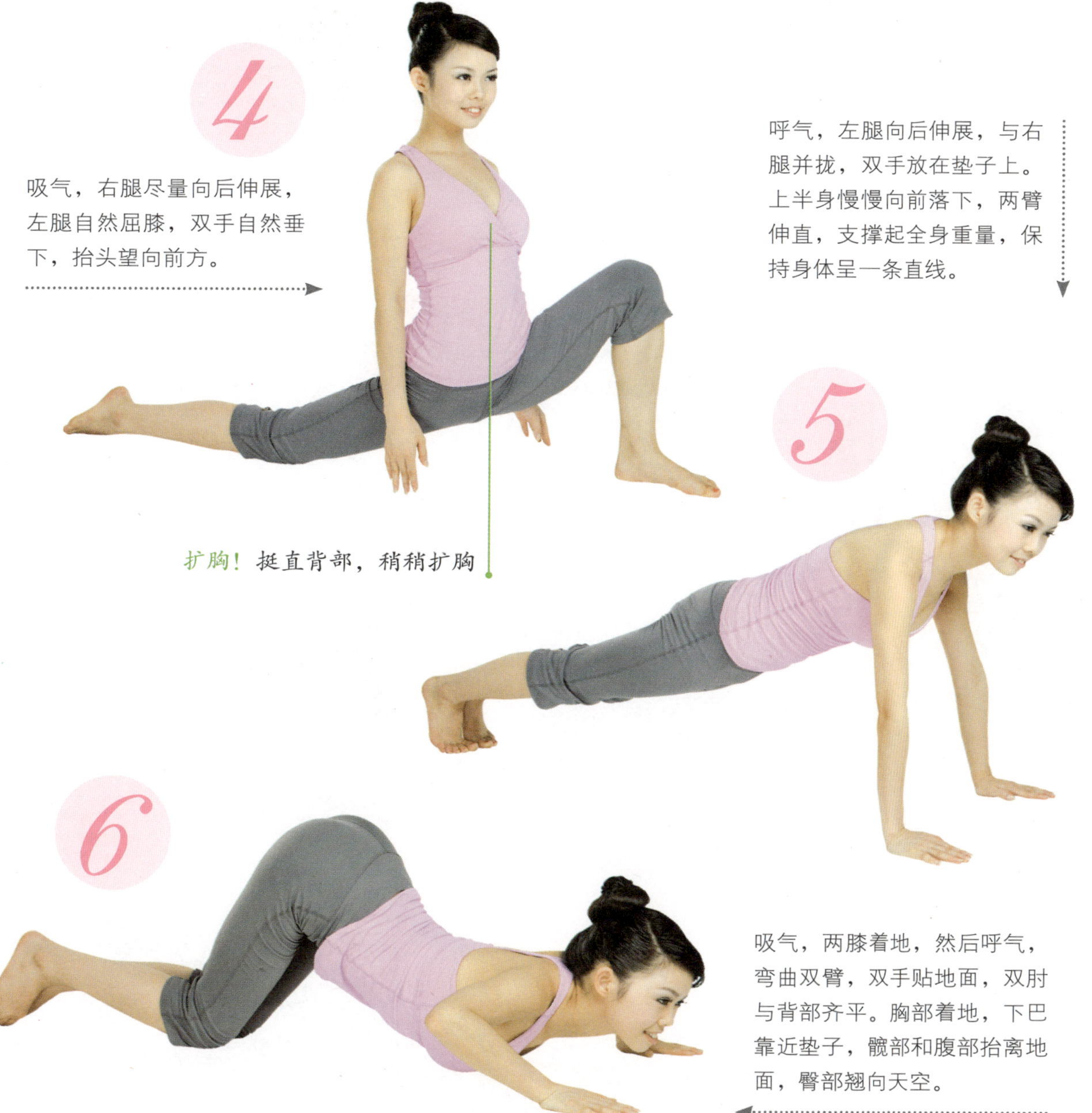

4

吸气，右腿尽量向后伸展，左腿自然屈膝，双手自然垂下，抬头望向前方。

扩胸！挺直背部，稍稍扩胸

5

呼气，左腿向后伸展，与右腿并拢，双手放在垫子上。上半身慢慢向前落下，两臂伸直，支撑起全身重量，保持身体呈一条直线。

6

吸气，两膝着地，然后呼气，弯曲双臂，双手贴地面，双肘与背部齐平。胸部着地，下巴靠近垫子，髋部和腹部抬离地面，臀部翘向天空。

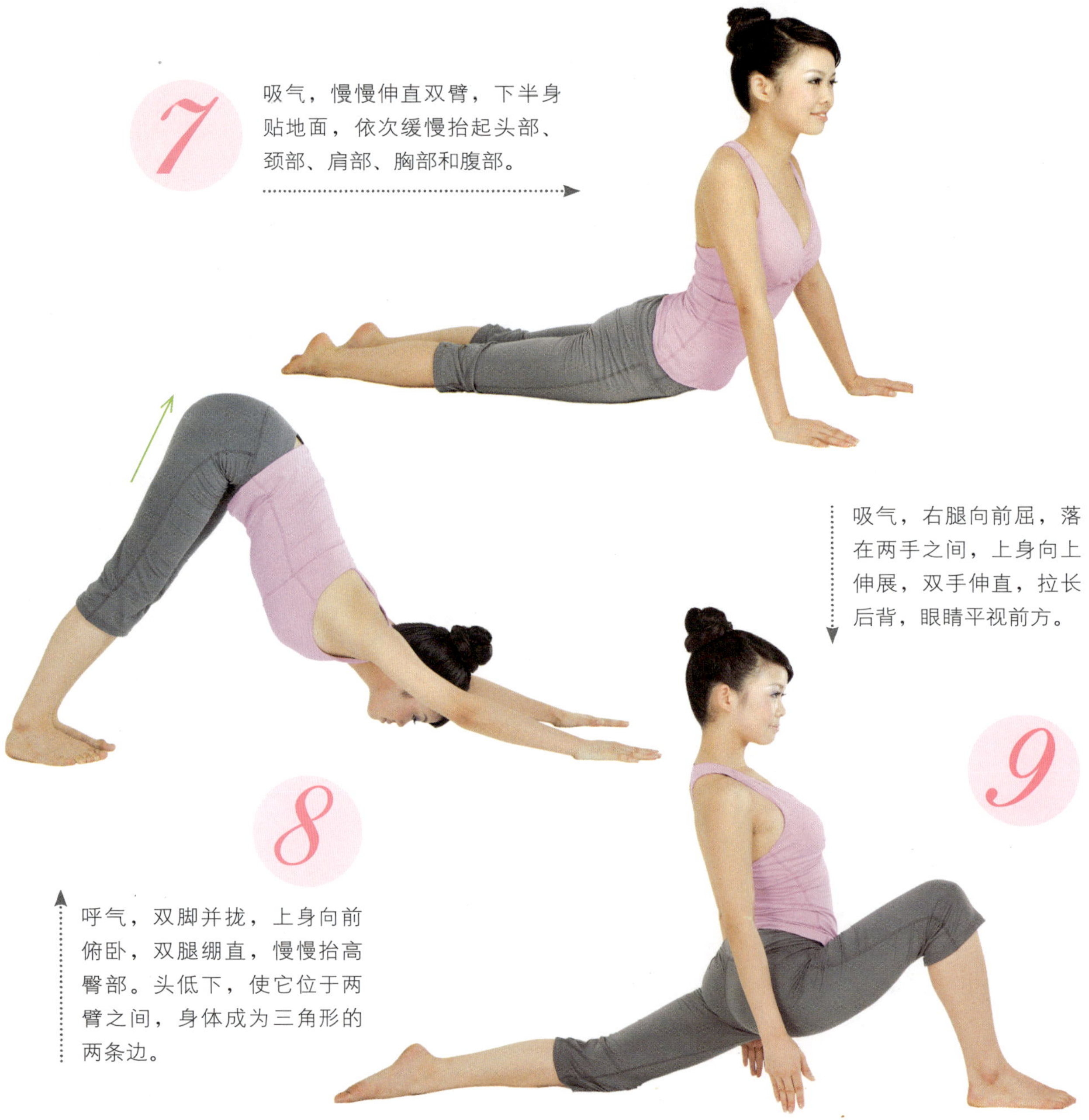

7

吸气，慢慢伸直双臂，下半身贴地面，依次缓慢抬起头部、颈部、肩部、胸部和腹部。

8

呼气，双脚并拢，上身向前俯卧，双腿绷直，慢慢抬高臀部。头低下，使它位于两臂之间，身体成为三角形的两条边。

9

吸气，右腿向前屈，落在两手之间，上身向上伸展，双手伸直，拉长后背，眼睛平视前方。

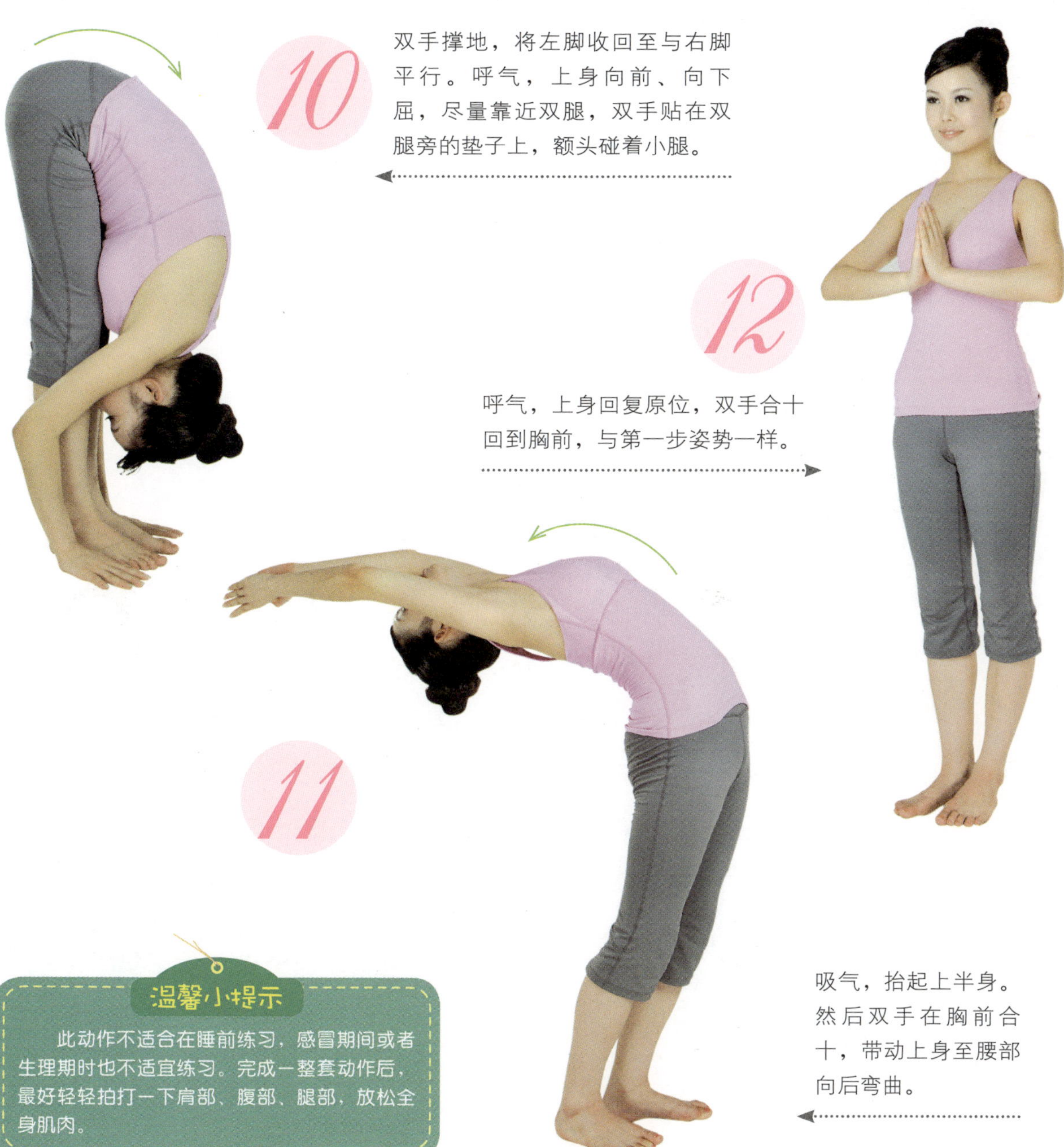

10

双手撑地，将左脚收回至与右脚平行。呼气，上身向前、向下屈，尽量靠近双腿，双手贴在双腿旁的垫子上，额头碰着小腿。

11

吸气，抬起上半身。然后双手在胸前合十，带动上身至腰部向后弯曲。

12

呼气，上身回复原位，双手合十回到胸前，与第一步姿势一样。

温馨小提示

此动作不适合在睡前练习，感冒期间或者生理期时也不适宜练习。完成一整套动作后，最好轻轻拍打一下肩部、腹部、腿部，放松全身肌肉。

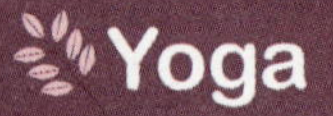

等车10分钟，运动就要见缝插针

瑜伽不限场地，即使在上下班途中等车或者在公交车上，都可以开展体式练习。手提包、公交车座位，甚至拉杆都可以作为瑜伽辅助物，让你时刻体会瑜伽魅力。

提臀后抬腿式

健身功效

1. 此姿势有助于收紧臀部肌肉，减少臀部赘肉，塑造玲珑紧翘的臀形。
2. 抬腿的过程中，能拉抻腿部线条，塑造纤细的美腿。

重复次数 双腿轮换，重复5次

挺直腰背站立，双腿并拢，双手自然放于身体两侧。

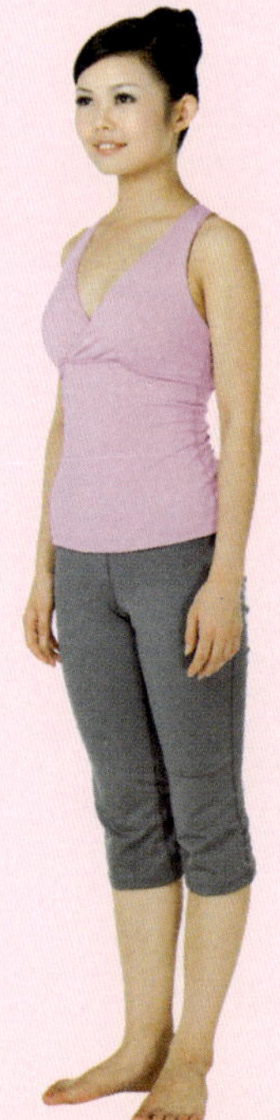

2

吸气，臀部夹紧，慢慢向后抬起右腿，用右手抓住右脚背，使之尽量靠近臀部，右膝盖垂直指向地面。保持姿势不动，直到臀部有酸痛感时，慢慢放下右腿，换左腿继续练习。

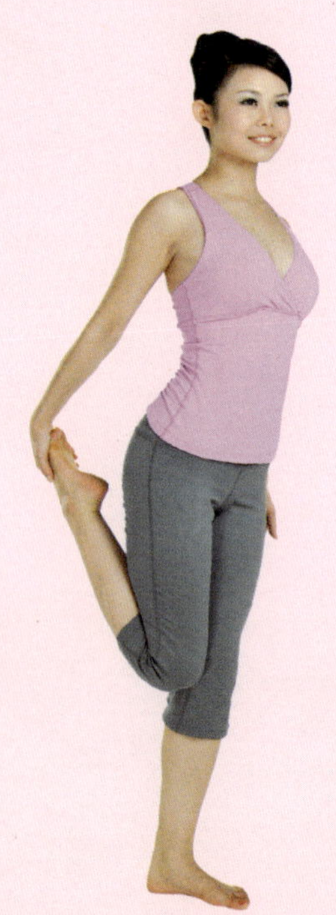

车内瑜伽

健身功效

锻炼肩膀、脖颈处的肌肉，缓解背部酸痛，预防和治疗肩周炎。

重复次数 不限，有时间可多做

1 坐在椅子的前半部分，1/3或2/3都可以，双腿平放在地上，双手自然放在大腿上。

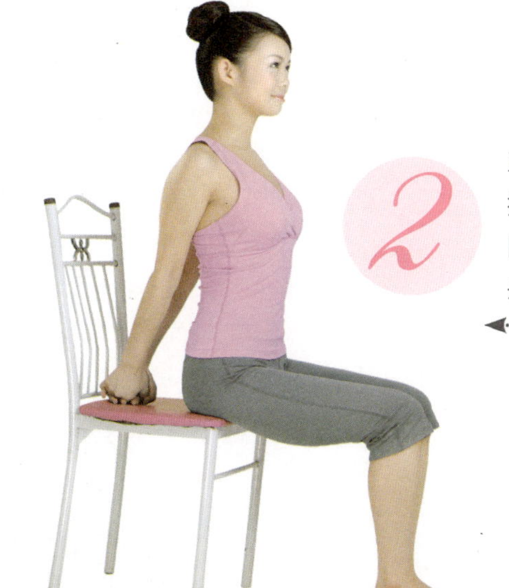

2 双手手臂向后伸直，手掌相握，置于臂部后方的椅面上，同时挺直脊背，收紧下巴，抬头，保持平稳的呼吸。

3 尽量向后上方伸展手臂，使双臂落在椅背上方，使后背部有被挤压和拉抻的感觉。练完后，保持此姿势，做2～3次腹部深呼吸。

温馨小提示

车内空间狭小，做运动前需调整好座椅空间，且动作幅度不宜过大，以各部位肌肉感觉紧张为好，并要时时注意交通路况，确保安全。

拎包细臂式

健身功效

1. 活动双臂，使肘关节更为灵活，还能使小臂更纤细。
2. 手臂拉伸的过程中，对肩部也有很好的塑形作用。

重复次数 双手轮换，重复5次

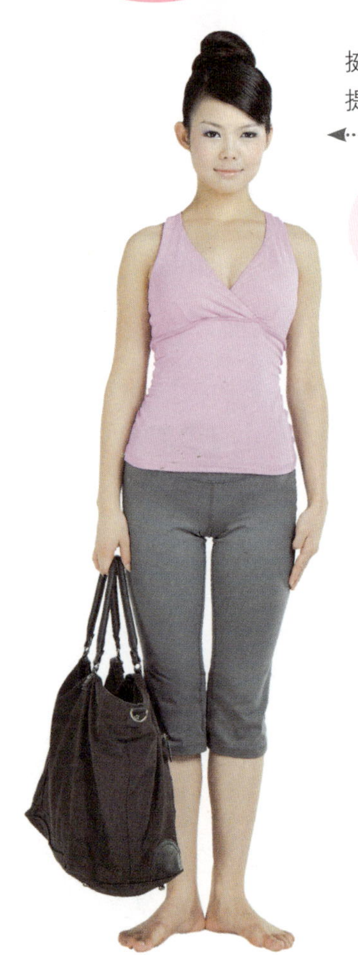

1 挺直腰背站立，双腿并拢，右手提着拎包，双眼正视前方。

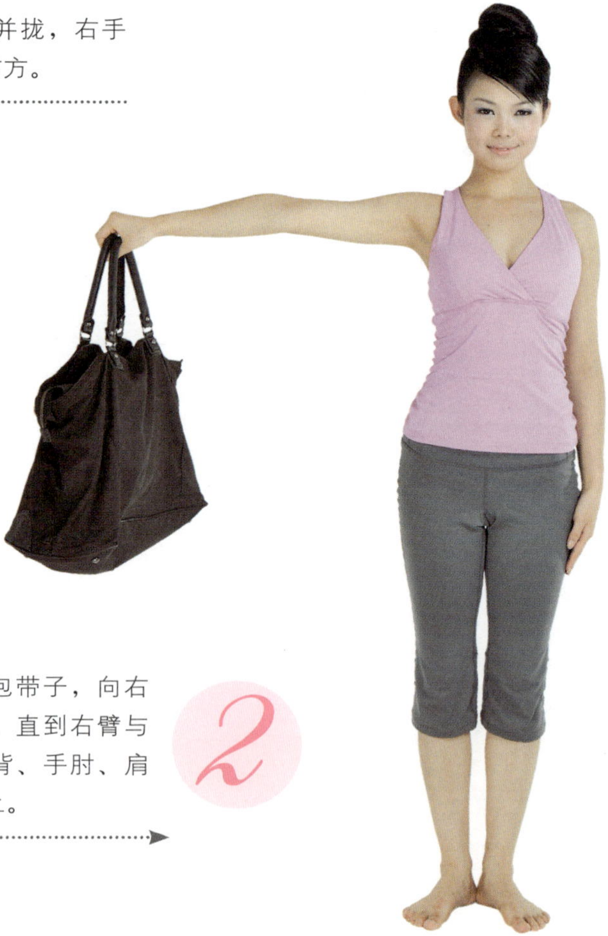

2 右手握住拎包带子，向右侧水平上举，直到右臂与肩平行。手背、手肘、肩在一条直线上。

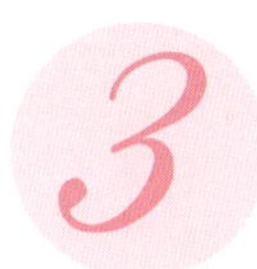

保持肩部、右上臂不动，右小臂向下垂，与上臂呈90°，右手握着拎包始终不动。保持此姿势20秒。

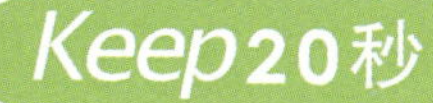

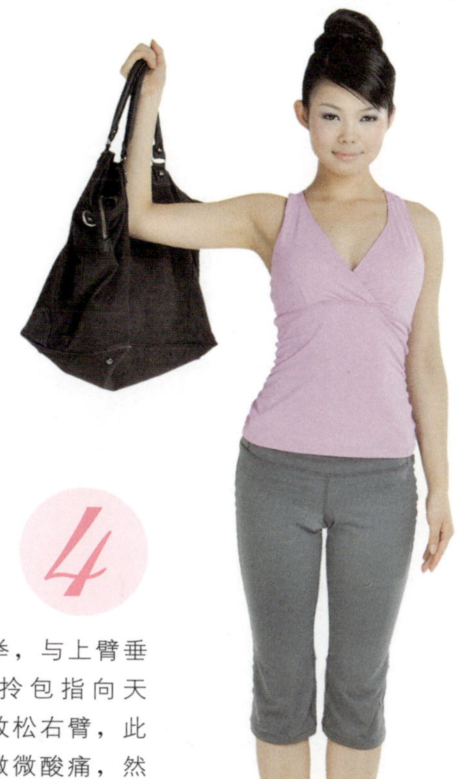

4

右小臂上举，与上臂垂直，右手拎包指向天空。慢慢放松右臂，此时能感到微微酸痛，然后换左手继续练习。

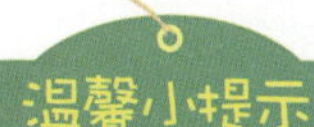

在一只手练习拎包时，另一只手应保持在身体一侧不动，肩膀与背部也应保持直立状态，这样才能使手臂锻炼更有效。

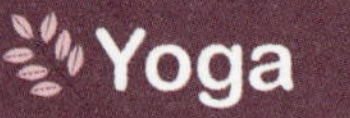

办公室10分钟，绝缘文明病

办公室白领们容易出现鼠标手、颈椎痛、双腿麻木等症。10分钟瑜伽，在办公室方寸之地也可以轻松练习，消除各种办公室综合征，使身心完全放松。

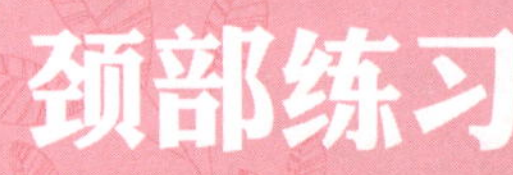

颈部练习

健身功效

伸展头、颈、肩这三个部位，可治疗和预防颈椎病、肩周炎。

重复次数 头部沿左、右、前、后方向轮流旋转，重复4次

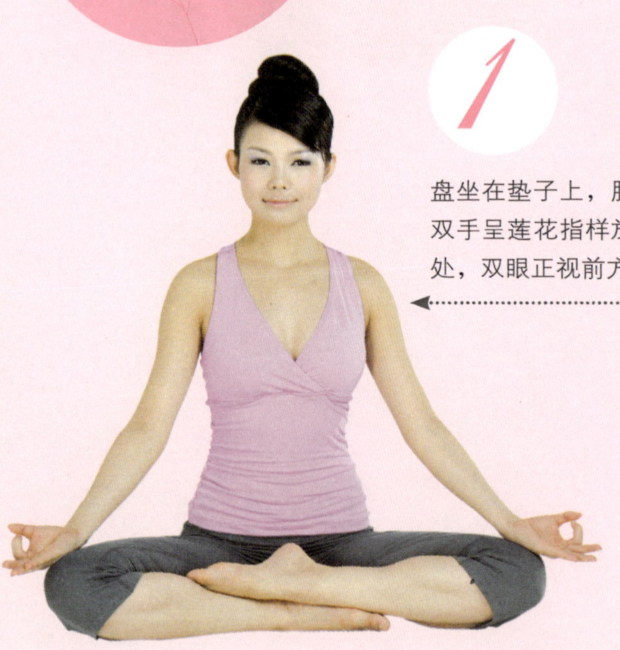

1 盘坐在垫子上，腰背挺直，双手呈莲花指样放在两膝盖处，双眼正视前方。

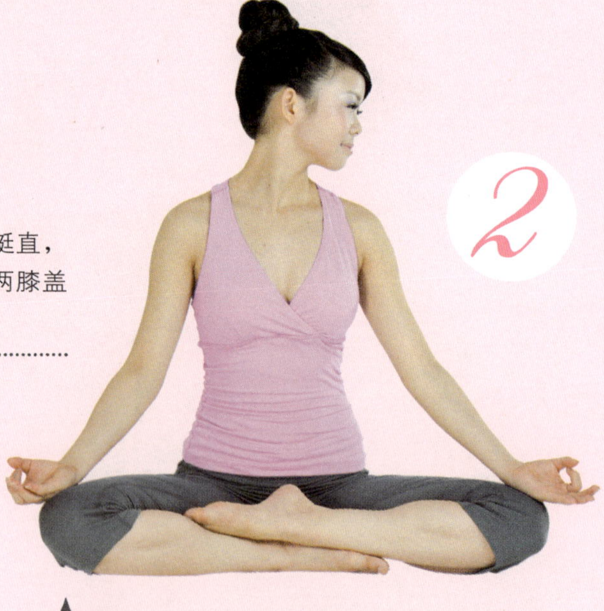

2 保持身体不动，头部慢慢转向左侧，双眼望向左边，调整呼吸，然后慢慢还原。

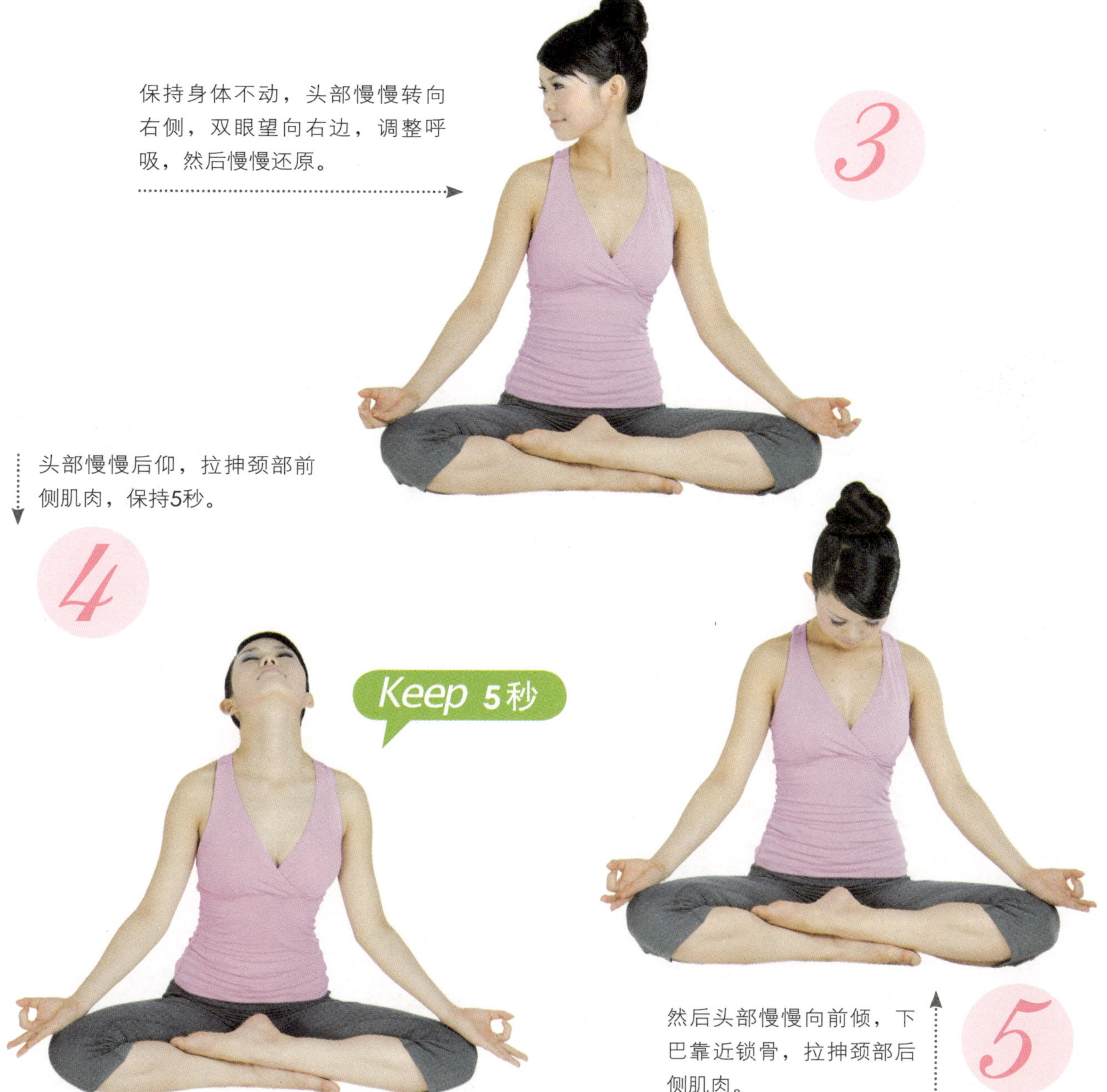

保持身体不动，头部慢慢转向右侧，双眼望向右边，调整呼吸，然后慢慢还原。

头部慢慢后仰，拉抻颈部前侧肌肉，保持5秒。

然后头部慢慢向前倾，下巴靠近锁骨，拉抻颈部后侧肌肉。

靠椅式

健身功效

此动作能伸展小腿部位的肌腱，消除腿部多余的赘肉，还能促进下半身血液循环，对腿部有很好的塑形作用。

重复次数 2次

1

将椅子靠在墙边，坐在椅子上，双腿弯曲，膝盖靠拢，脚尖绷直指向地面。双手自然垂放在身体两侧，眼睛正视前方。

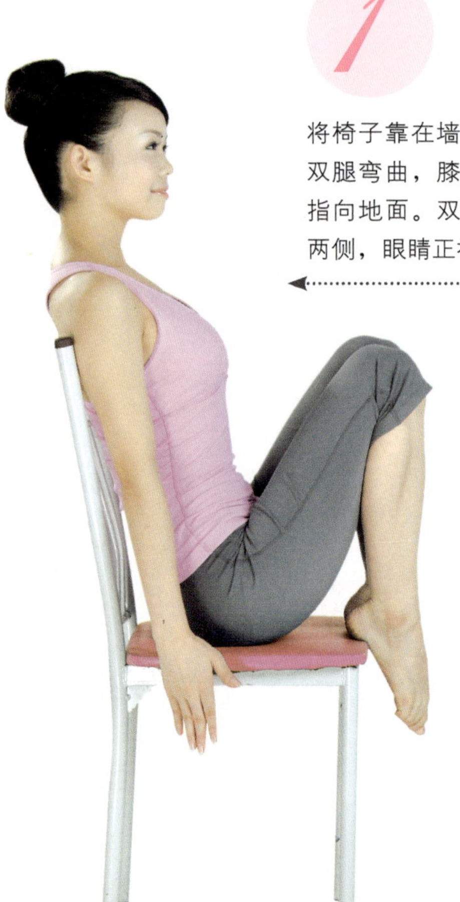

双手环抱住小腿，额头放在膝盖上，保持自然的呼吸，肩膀放松。

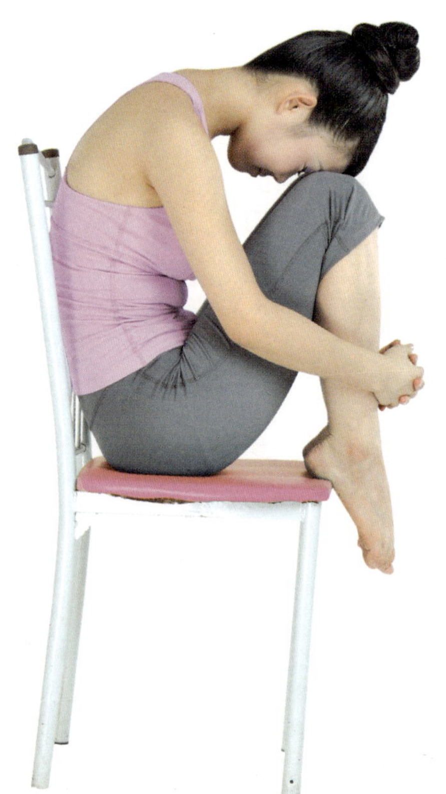

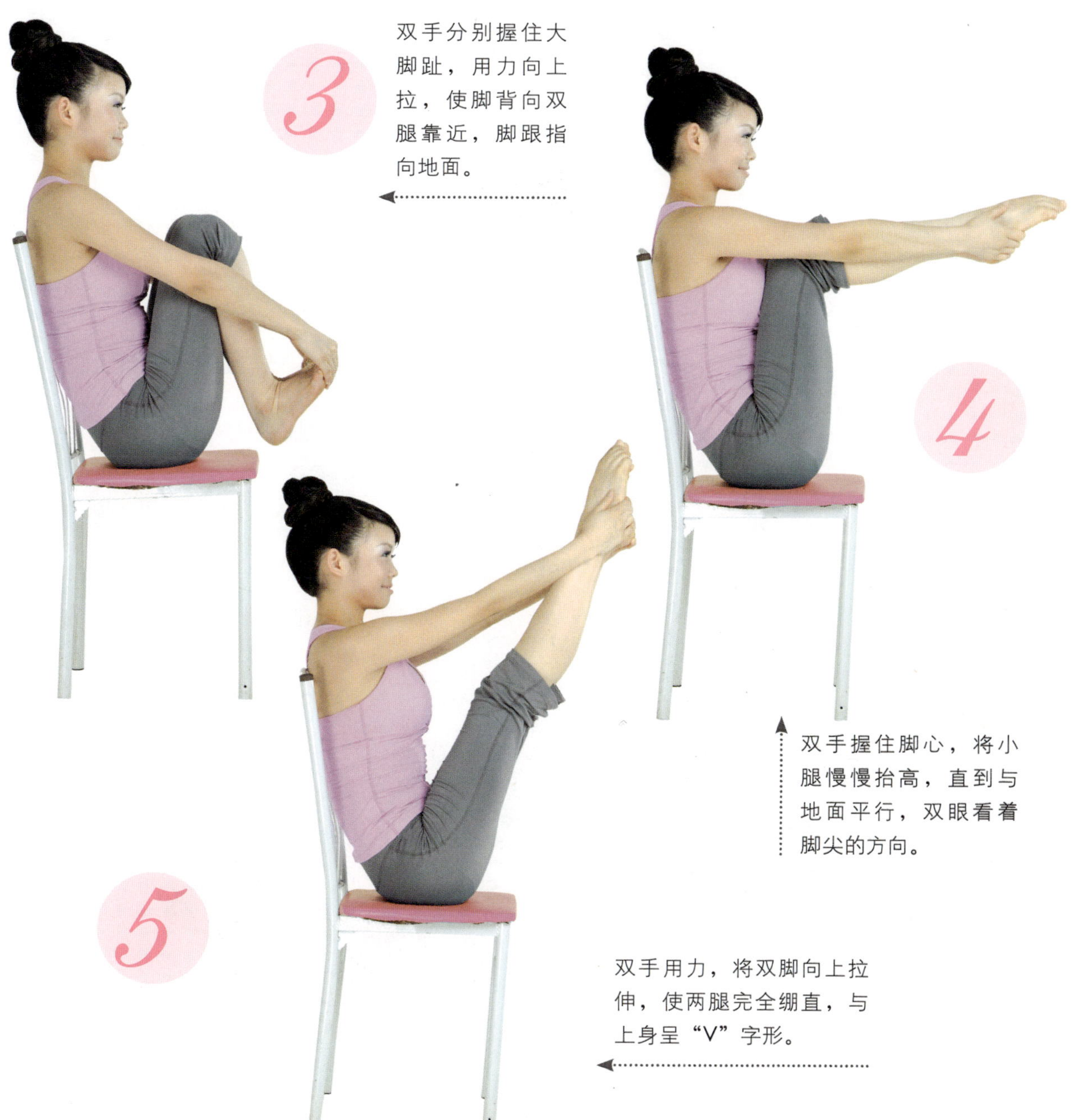

3

双手分别握住大脚趾，用力向上拉，使脚背向双腿靠近，脚跟指向地面。

4

双手握住脚心，将小腿慢慢抬高，直到与地面平行，双眼看着脚尖的方向。

5

双手用力，将双脚向上拉伸，使两腿完全绷直，与上身呈“V”字形。

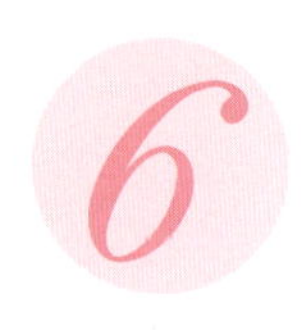

吸气，将双脚移至地面，脚心着地，背部离开椅背，臀部与椅子边缘相靠，腿部与地面呈45°，屈上身，两手掌放于两脚踝处。抬头，双眼正视前方，背部不要弯曲。

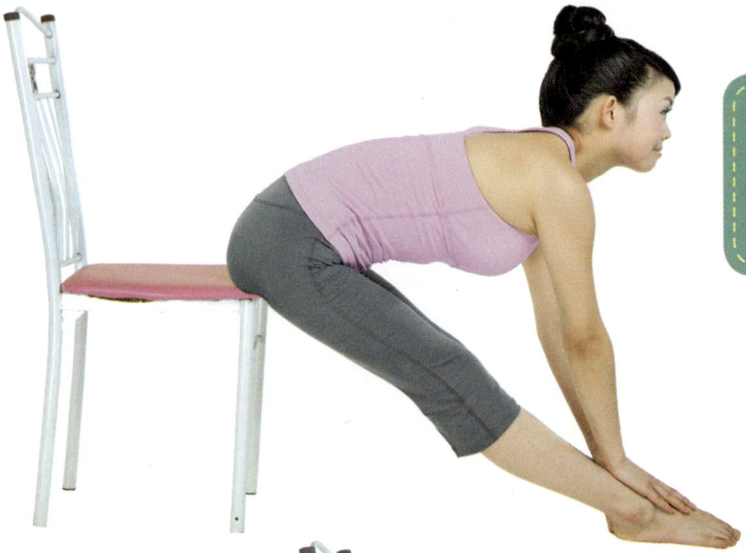

温馨小提示

练习时，椅子一定要固定，可以将它靠在墙边，不能随意挪动，否则容易滑倒导致受伤。此外，练习过程中应配合瑜伽的呼吸法，千万不要憋气。

Keep 10秒

7

继续俯身向下，将胸、腰、腹贴在大腿上。保持此姿势10秒，然后慢慢放松，回复原位。

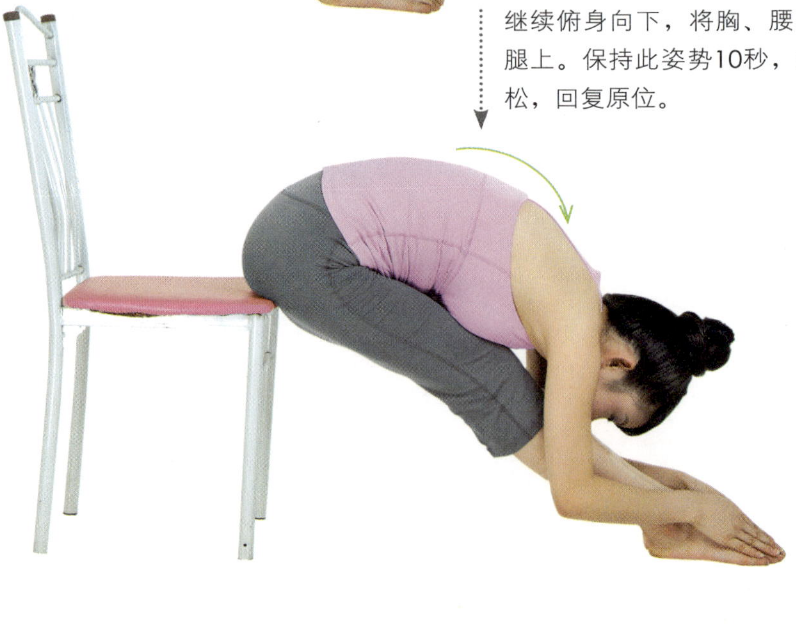

椅子骆驼式

健身功效

1. 锻炼腰部的柔韧性，同时能扩展胸部，有丰胸的作用。
2. 头部后仰的过程中，对脖子、颈椎有很好的拉抻效果，预防颈椎病。

重复次数 3～5次

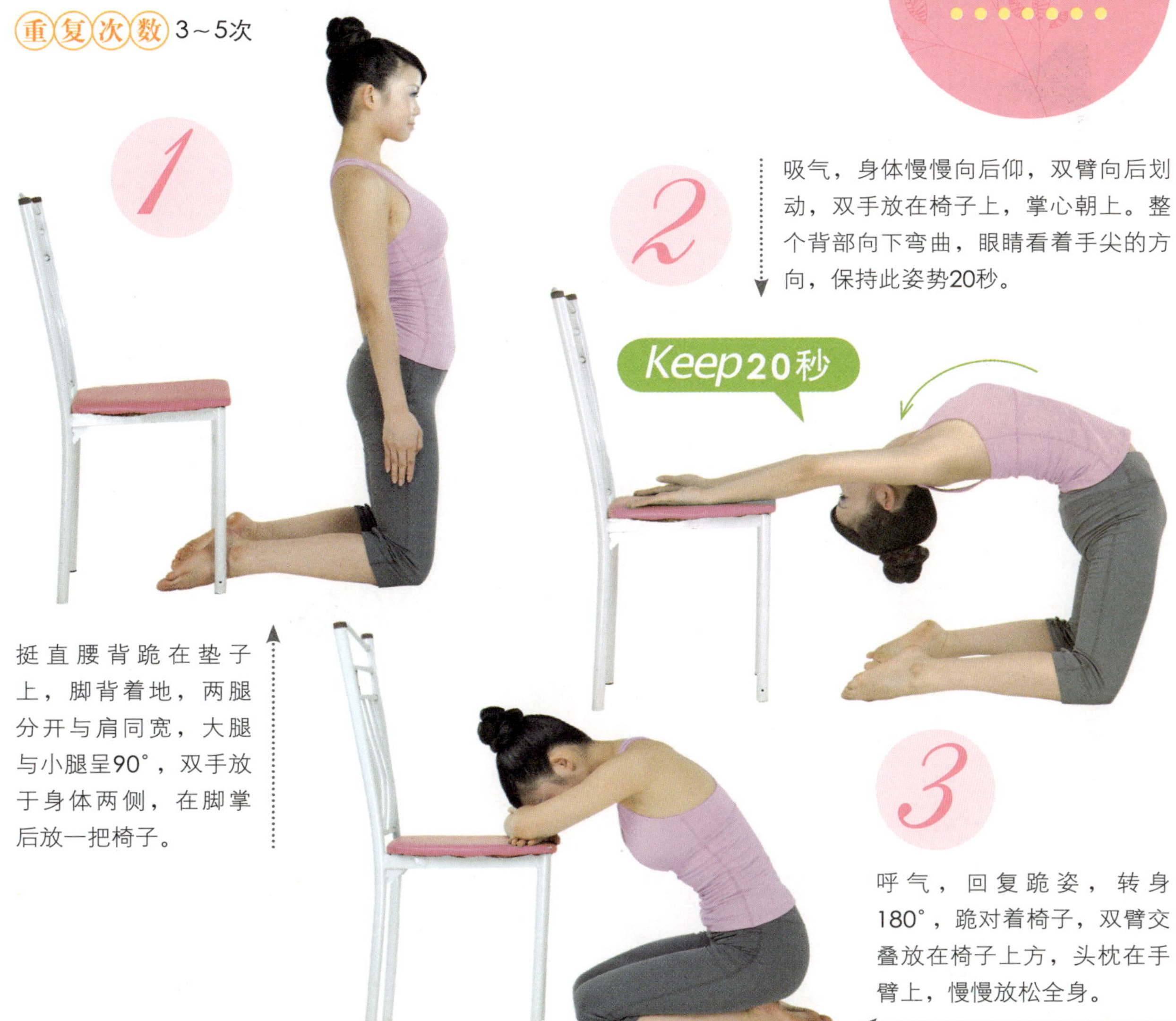

1 挺直腰背跪在垫子上，脚背着地，两腿分开与肩同宽，大腿与小腿呈90°，双手放于身体两侧，在脚掌后放一把椅子。

2 吸气，身体慢慢向后仰，双臂向后划动，双手放在椅子上，掌心朝上。整个背部向下弯曲，眼睛看着手尖的方向，保持此姿势20秒。

3 呼气，回复跪姿，转身180°，跪对着椅子，双臂交叠放在椅子上方，头枕在手臂上，慢慢放松全身。

椅子双角式

健身功效

1. 此姿势能伸展双臂、双腿，同时锻炼背部、大脑和双目。
2. 经常练习此姿势，对腰背疼痛及肩周炎有很好的治疗作用。

重复次数 3～5次

1 腰背挺直站立，双脚分开与肩同宽，在身前放一把椅子，椅背正对身体。吸气，两臂在背后伸展，双手十指交叉握拳。

Keep 30秒

2 吸气，身体向前屈，带动双臂向上伸展，直到手腕靠在椅背上，眼睛望向地面。保持此姿势30秒，然后慢慢放松全身，身体回复原位。

温馨小提示

身体呈双角时，背部应保持一条直线，不要弓着背。为了达到更好的锻炼效果，手臂应尽量伸直，使手臂、背部和双腿形成双角。

站立蹲式

健身功效

此动作能强健双腿、双脚和双膝，对于久坐之人的双腿有很好的补养作用，适合办公室伏案工作者。

重复次数 4次

1 站立于椅子后，双手扶椅背，双脚分开比肩宽，两脚尖指向外侧。

2 吸气，双脚跟慢慢抬起，踮起脚跟。然后双膝弯曲，身体往下降，直到大腿与地面平行，双臂交叠放在椅背上。保持此姿势约20秒，然后双脚放松，回复站姿。

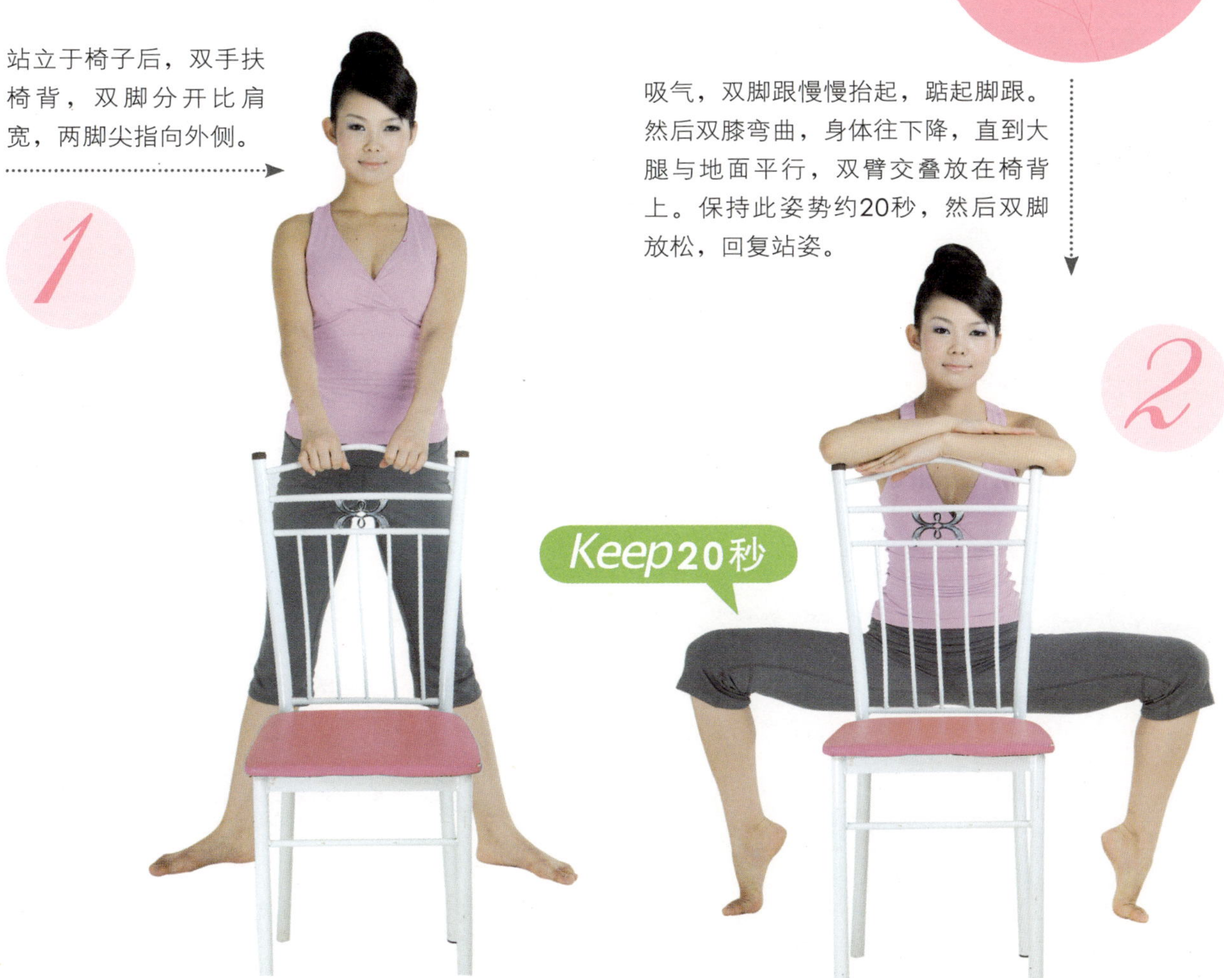

半莲花单腿背部伸展式

健身功效

1. 经常练习此姿势能使腹腔脏器得到按摩，改善消化系统功能，调理肠胃。
2. 身体向地面倾斜的过程中，使背部得到很好的锻炼和加强。

重复次数 双腿轮换，重复3次

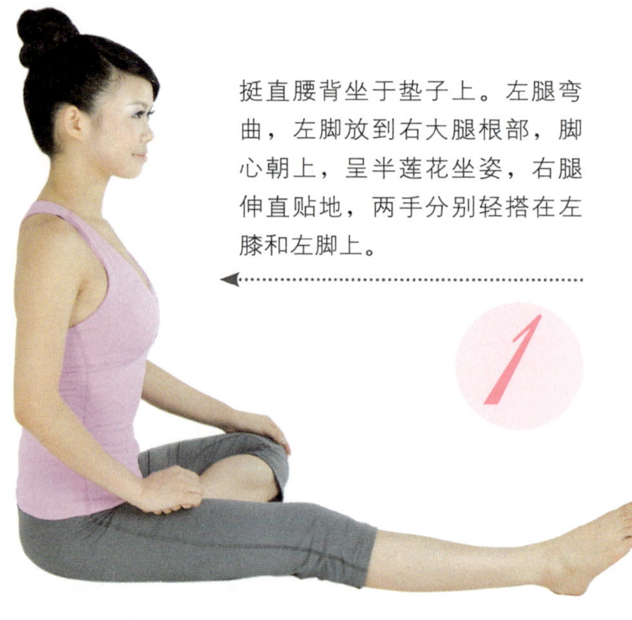

1 挺直腰背坐于垫子上。左腿弯曲，左脚放到右大腿根部，脚心朝上，呈半莲花坐姿，右腿伸直贴地，两手分别轻搭在左膝和左脚上。

2 吸气，双手向上伸直，脊柱向上伸展。

脊柱伸直！双臂向上伸展时，带动身体向上，背部挺直。

温馨小提示

1. 患有哮喘、支气管炎、腹泻的人不适宜练习此式。
2. 初学者如果无法将胸部、腹部完全贴在腿部，只要做到自己的极限即可。

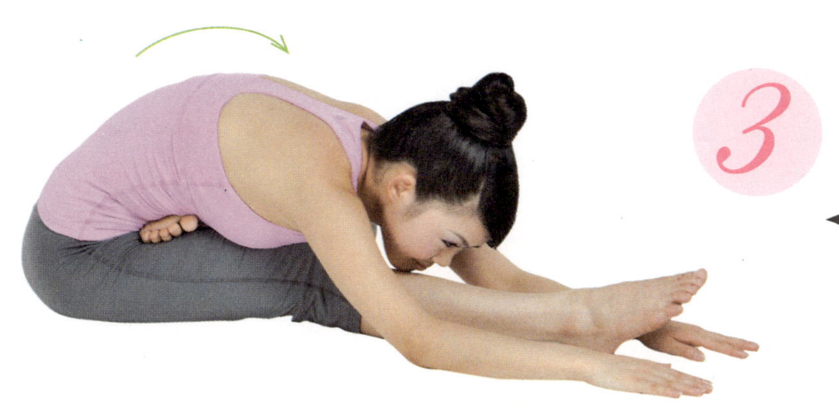

3

双手向前伸展，带动身体向前倾，直到双手落在垫子上，腹部、胸部贴近右大腿，下巴靠近右小腿，保持此姿势数秒。

4

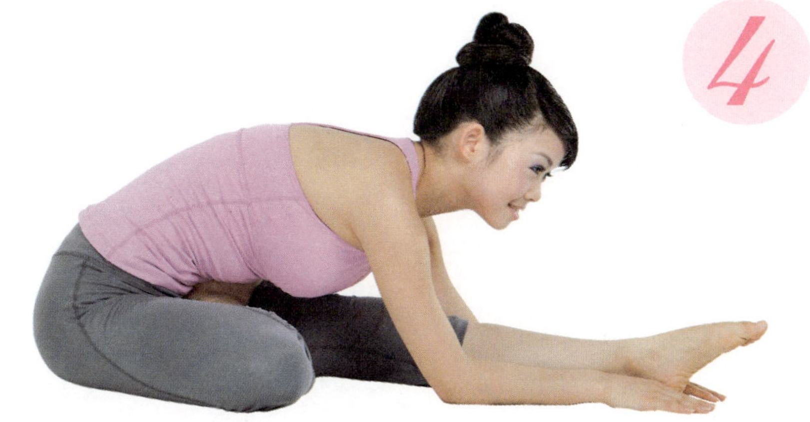

放松左腿，身体恢复直坐，然后弯曲右腿，将右脚放在左大腿上，身体慢慢向前倾。

继续向下俯身，直到胸部完全靠近左大腿，额头放在左小腿上。闭上眼睛保持平稳的呼吸，然后慢慢放松。

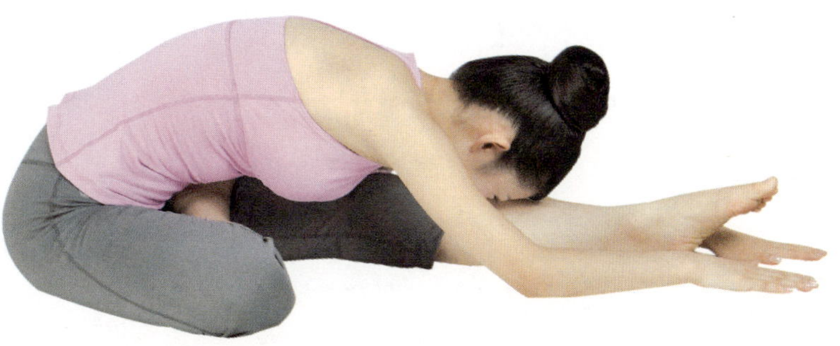

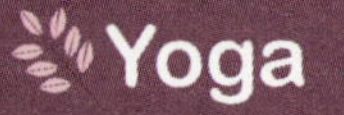

午间10分钟，为身体快速充电

忙碌了一上午，身体也需要及时充电。进行10分钟的瑜伽练习，能快速消除肌肉酸痛，缓解关节僵硬，为疲惫的身体增添活力，大大提高下午的工作效率。

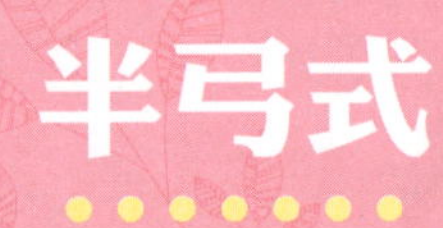

半弓式

健身功效

1. 紧缩大腿肌肉，强化大腿力量，避免腿部水肿。
2. 美化臀部线条，预防臀部下垂或扁平。

重复次数 双腿轮换，重复5次

1

俯卧在垫子上，双腿伸直并拢，两手放于身体两侧，手心向下。

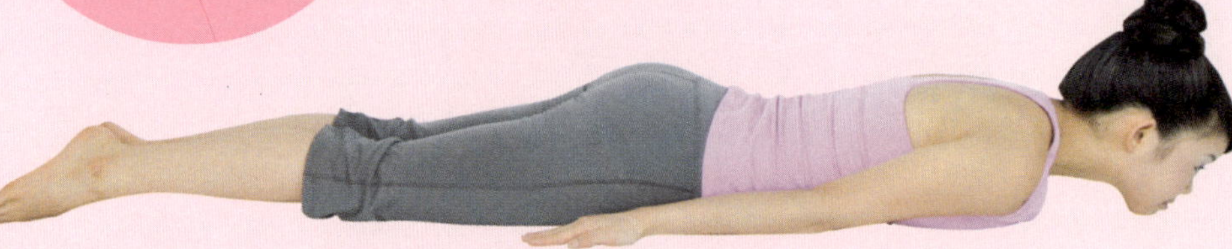

2

吸气，弯曲右腿，右脚向上伸展，右手握住右脚背，左手向前伸展。

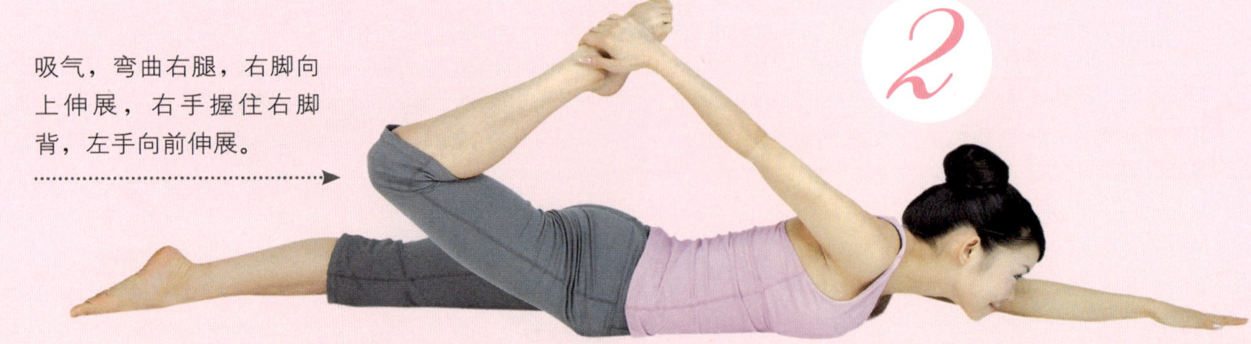

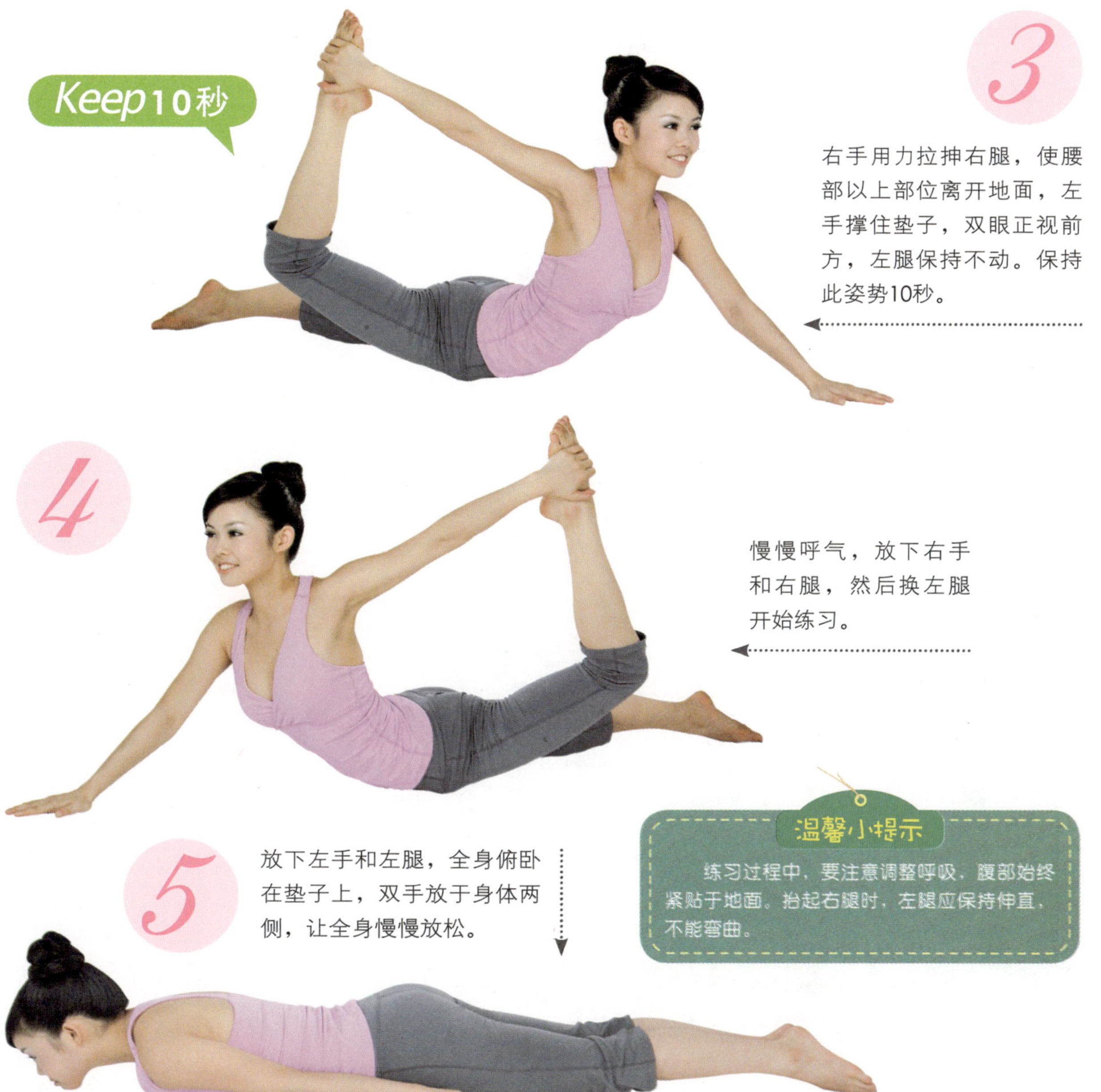

右手用力拉抻右腿，使腰部以上部位离开地面，左手撑住垫子，双眼正视前方，左腿保持不动。保持此姿势10秒。

慢慢呼气，放下右手和右腿，然后换左腿开始练习。

放下左手和左腿，全身俯卧在垫子上，双手放于身体两侧，让全身慢慢放松。

温馨小提示

练习过程中，要注意调整呼吸，腹部始终紧贴于地面。抬起右腿时，左腿应保持伸直，不能弯曲。

舞王式

健身功效

1. 消除臀部多余脂肪，美化臀部线条。
2. 锻炼身体的平衡性，消除大腿后侧的赘肉。

重复次数 双腿交换，重复3～5次

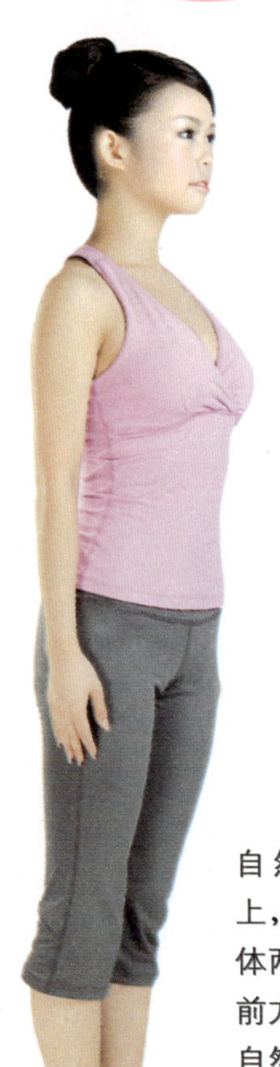

1 自然站立于垫子上，双手垂放在身体两侧，双眼平视前方，全身放松，自然均匀地呼吸。

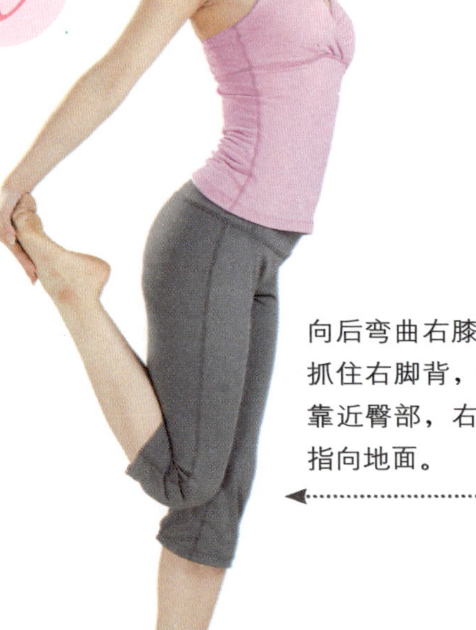

2 向后弯曲右膝，右手抓住右脚背，使脚跟靠近臀部，右膝垂直指向地面。

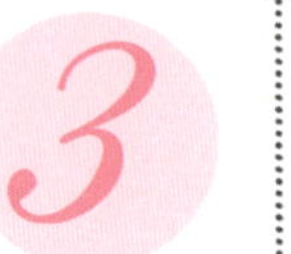

3 吸气，向上抬起左臂，使左脚、脊柱、颈部、头部以及左臂呈一条直线。

4

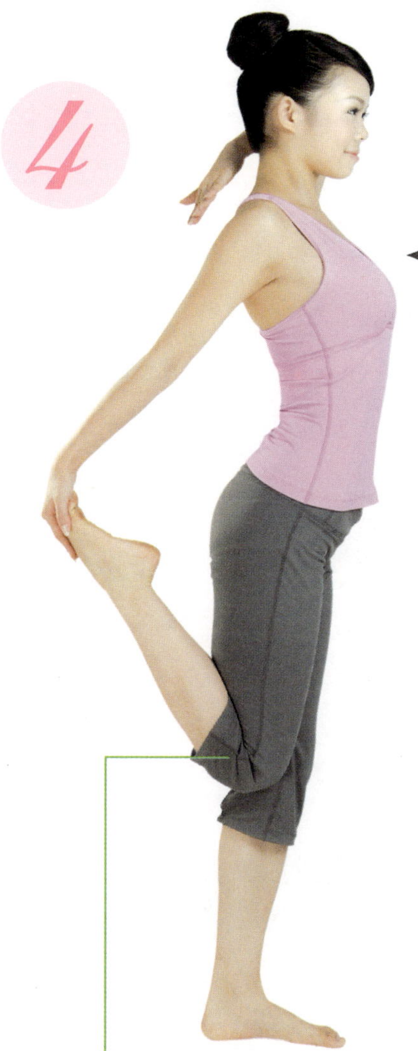

左手臂向后弯曲，使左手手心对着背部，右手与右腿保持不动。

Keep10秒

调整呼吸，右手将右腿继续向上拉抻，上半身慢慢向前倾，左手也移到右脚背上，双手一起拉住右脚，使脚心对着头顶。保持10秒，再放松回到原位。

5

腿部不动！左腿保持绷直，右腿尽量靠近臀部。

温馨小提示

练习过程中，要注意调整呼吸，腹部始终紧贴地面。抬起右腿时，左腿应保持伸直，不能弯曲。

战士二式

健身功效

1. 伸展了腿部和脚踝的肌肉，消除腿部肿胀、痉挛等问题。
2. 肩部尽量伸展，缓解背痛。

重复次数 左右两侧交换，重复3次

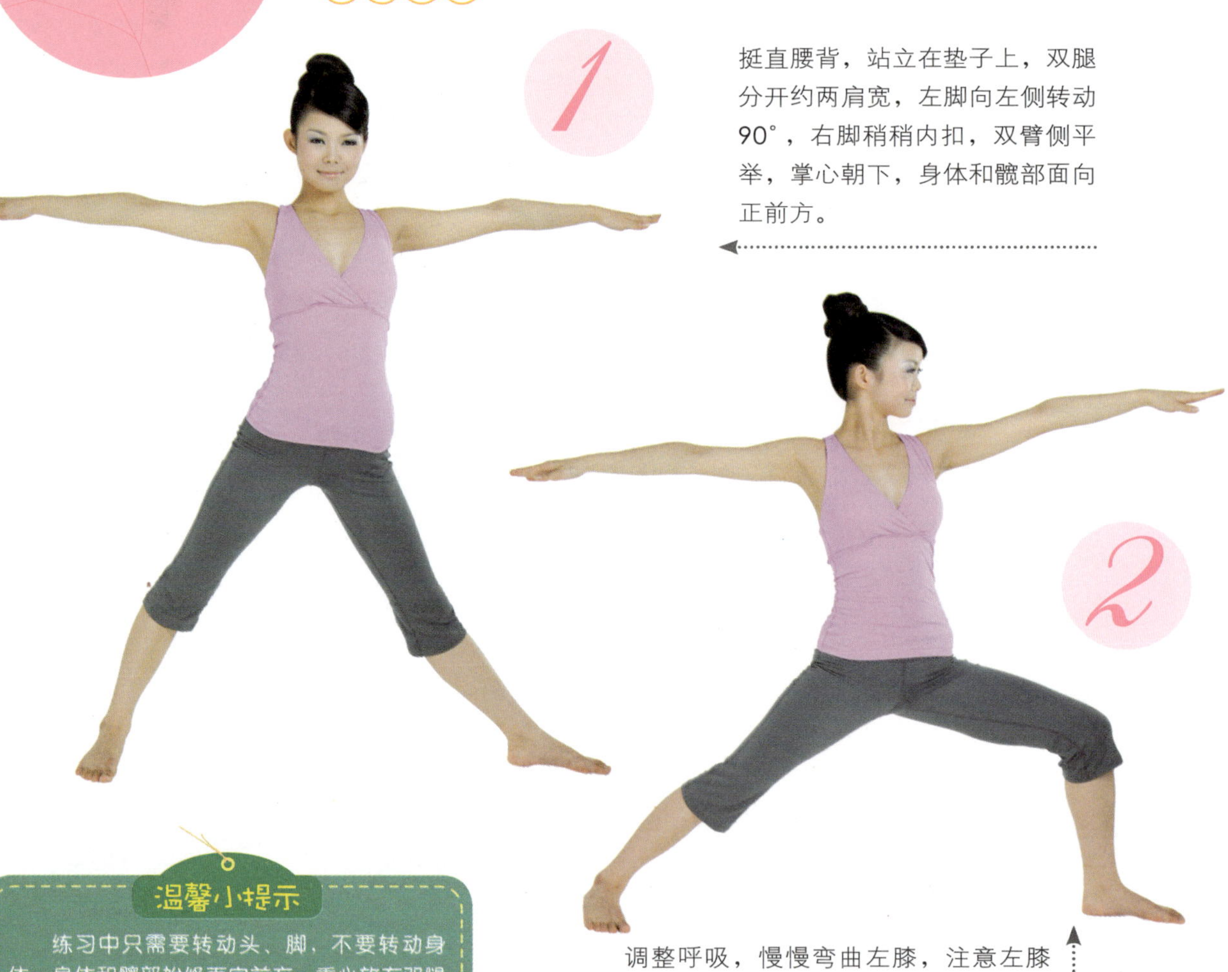

1 挺直腰背，站立在垫子上，双腿分开约两肩宽，左脚向左侧转动90°，右脚稍稍内扣，双臂侧平举，掌心朝下，身体和髋部面向正前方。

2 调整呼吸，慢慢弯曲左膝，注意左膝不要超过左脚尖。右腿向后伸直，头部向左转，双眼望着左上方。

温馨小提示

练习中只需要转动头、脚，不要转动身体，身体和髋部始终面向前方。重心放在双腿之间，保持身体平衡。

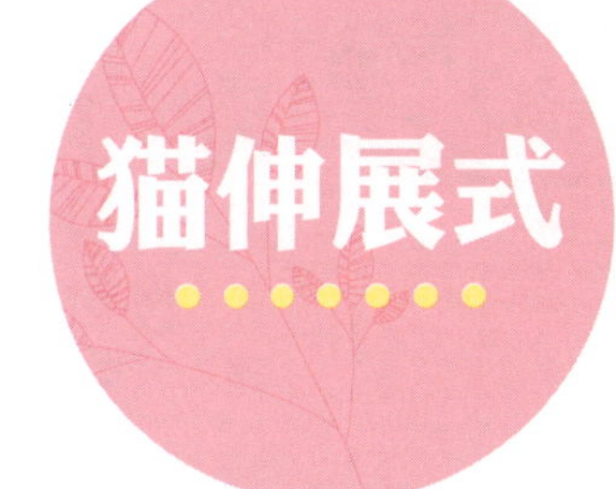

健身功效

1. 可以放松整个背部，特别是脊椎下端部位，缓解长期不正确坐姿带来的背部疼痛和疲劳。

2. 挤压腹部，促进腹部血液循环，滋养生殖器官。

重复次数 3次

1 跪立在垫子上，两腿分开与肩同宽，双手十指分开，撑于垫面，背部与地面保持平行。

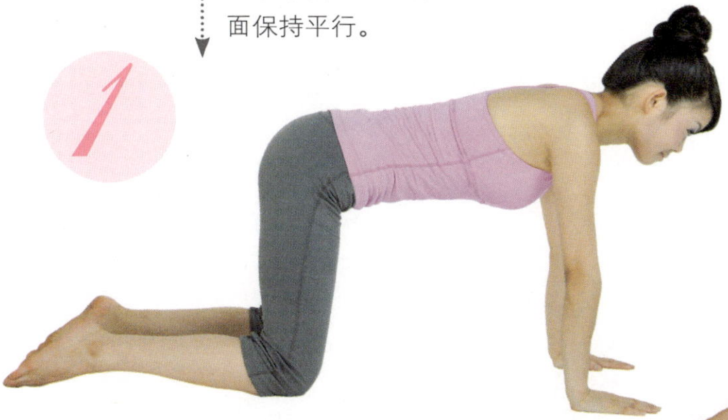

2 调整呼吸，吸气时向下塌腰，翘起臀部，同时向上抬高头部和胸部，后脑勺靠近脊椎。

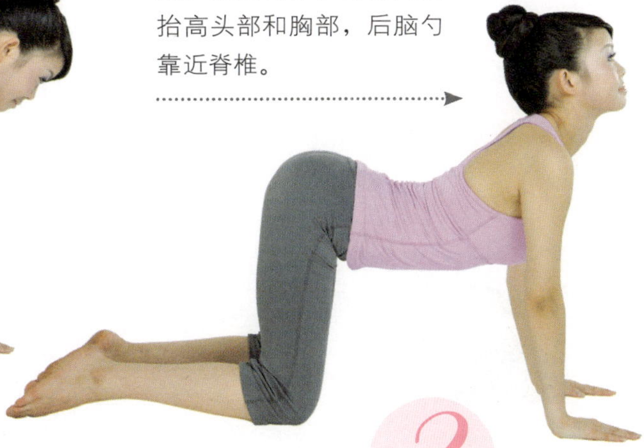

3 呼气，向上弓起背部，向下放低头部、胸部和臀部，眼睛看向自己的肚脐。

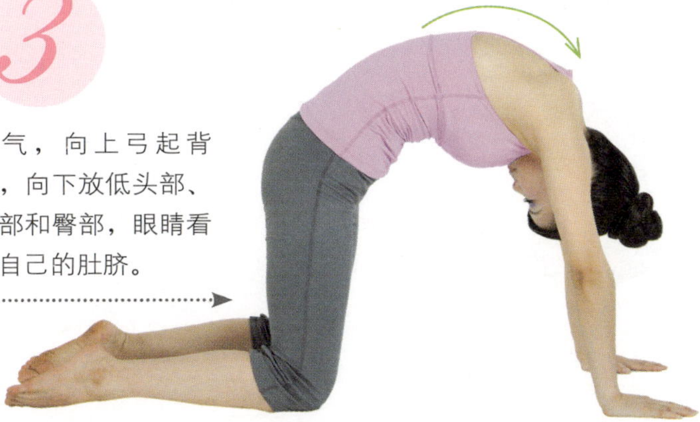

温馨小提示

1. 练习过程中，再配合腹式呼吸法，效果更佳。

2. 脊背弯曲时动作不要过猛，更不要过分伸展颈部，以免拉伤。

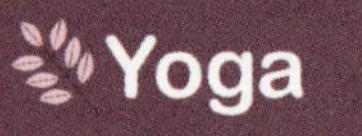

睡前10分钟，让身心一起安睡

睡前10分钟瑜伽练习，能帮助身体尽快得到放松，缓解一整天的疲惫。此外，睡前瑜伽还有助于增强脑部血液循环，缩短从入睡到入眠的时间，提高睡眠质量。

躺卧式

健身功效

1. 伸展小腿、大腿和髋部肌肉，改善柔韧度。
2. 舒缓背痛、坐骨神经痛，调节月经不调。

重复次数 双腿交换方向，重复3～5次

1 平躺在垫子上，伸展脊柱，双臂放在身体两旁。

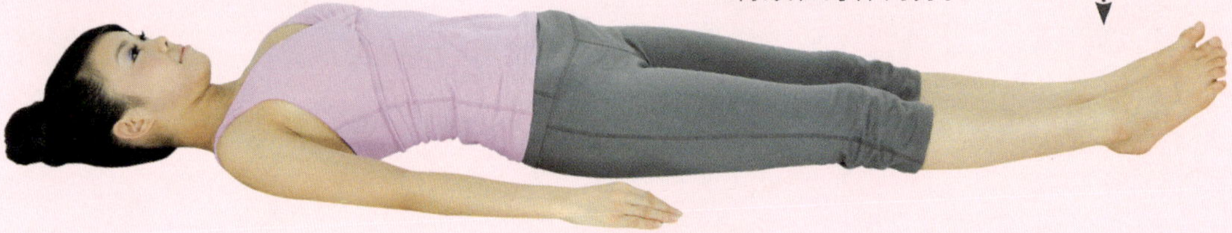

2 弯曲左腿，左膝向腹部靠拢，左手食指勾住大脚趾，右腿保持不动。

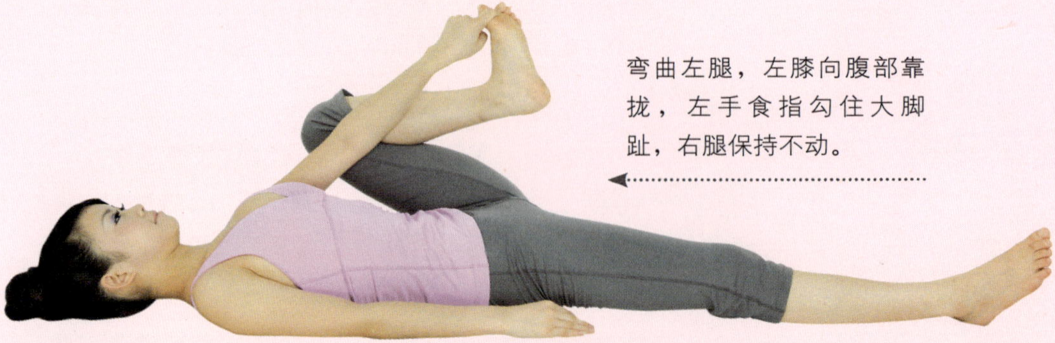

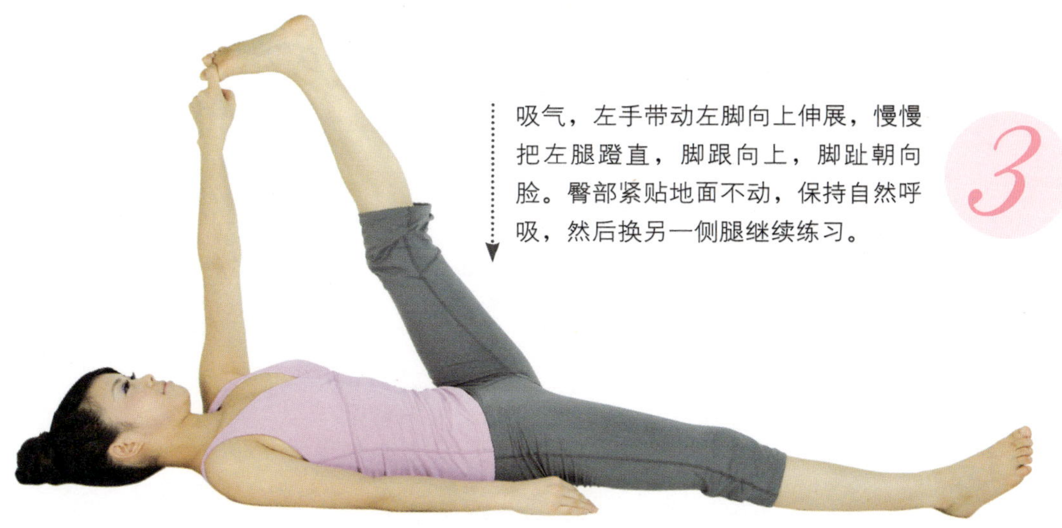

3

吸气，左手带动左脚向上伸展，慢慢把左腿蹬直，脚跟向上，脚趾朝向脸。臀部紧贴地面不动，保持自然呼吸，然后换另一侧腿继续练习。

Easy 降低难度

如果无法抓住脚趾，可以将瑜伽绳套在脚掌上，然后双手改拉着绳头，重点是保持上下脚都蹬直。

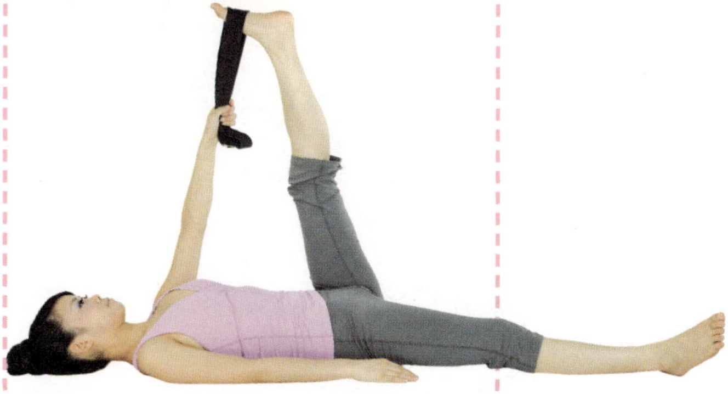

4

动作完成后，上半身起立，坐在垫子上，双腿弯曲，双手环抱住膝盖，慢慢放松全身。

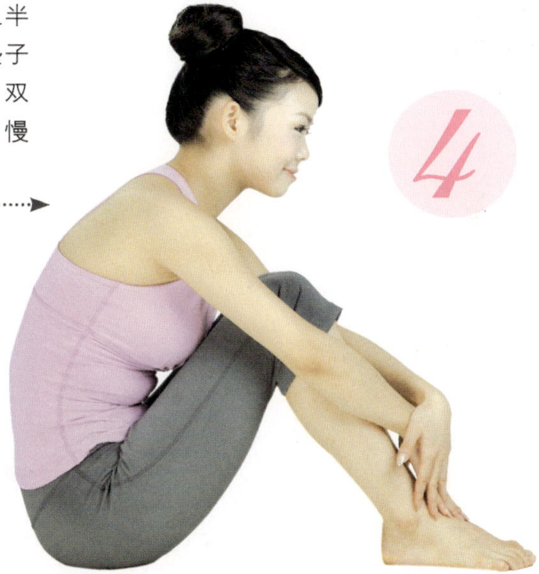

轮式

健身功效

1. 放松肩关节和颈部肌肉，使脊柱保持柔韧性。
2. 锻炼了手腕、双腿的力量。
3. 抬高臀部的同时，扩展了胸肌，促进全身的血液循环，有滋养肌肤、保持头脑清醒的作用。

重复次数 重复2次

1

仰卧在垫子上，双腿自然分开，双手放于身体两侧。

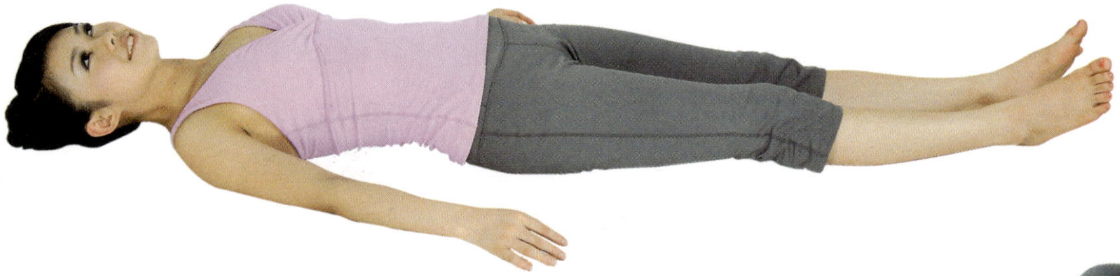

2

弯曲双膝，双手将双脚跟拉回臀部，脚心着地。

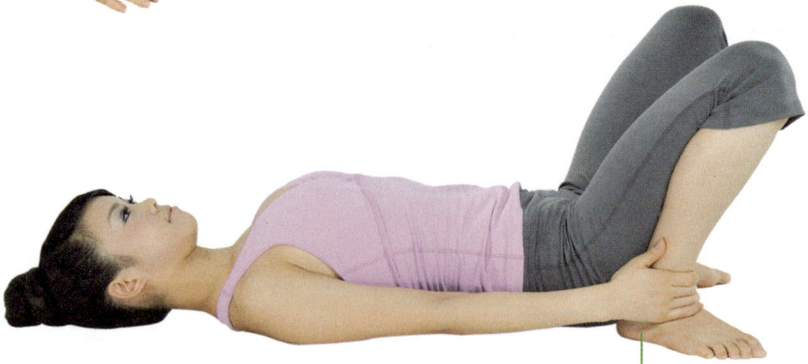

靠近臀部！两脚跟尽量靠近臀部，膝盖指向天空。

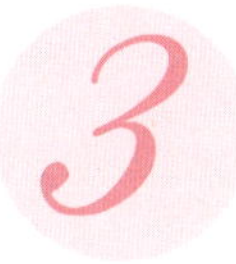

抬起双手向后弯曲，使双臂放在头部两侧，掌心贴于垫子，双手指尖朝向肩的方向，双肘指向天空。

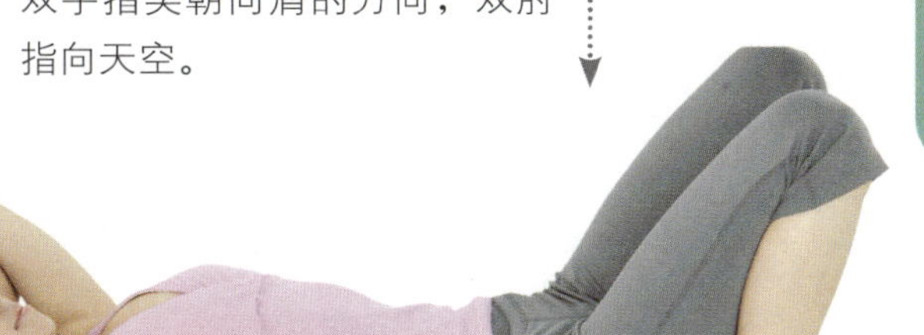

温馨小提示

1. 动作完成时身体的重心应该是放在双手、双脚上，不要将过多重量压在头部。

2. 身体下落时，首先应让腰背部落下，再让臀部落下，以免受伤。

吸气，用腰部力量拱起背部，抬高臀部。头顶贴地，双腿保持不动，重心落在双脚、双手和头顶。保持此姿势10秒，呼气，身体恢复仰卧，全身放松。

Keep 10秒

Hard 增加难度

有经验者在练习时，也可以将重心放在双手和双脚上，继续抬高臀部，将头顶慢慢离开地面，双手完全撑直。

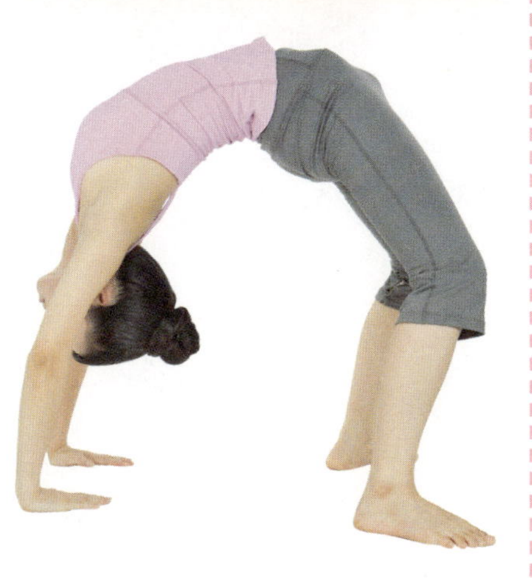

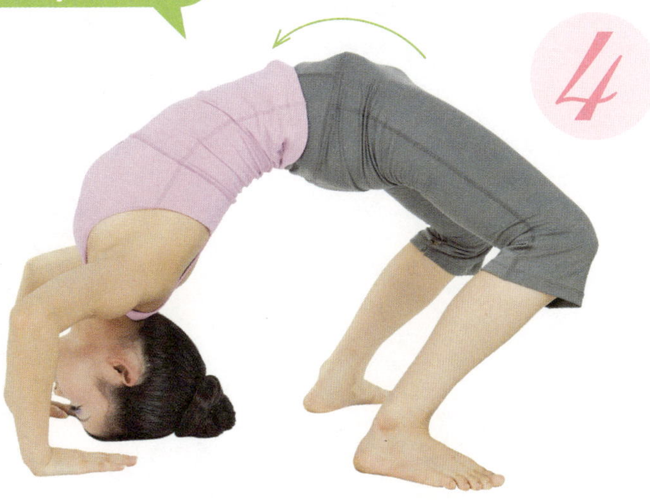

弓式

健身功效

1. 消除腹部脂肪，美化背部及腰部曲线，达到瘦身的功效。
2. 锻炼了手腕、双腿的力量。
3. 增强消化系统的功能，调节内分泌，对治疗月经不调和生殖系统疾病有一定的辅助作用。

重复次数 2次

1

俯卧于垫子上，双手放在身体两侧，手心贴地，双腿并拢，保持正常呼吸。

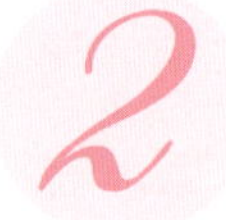

向上弯曲双腿，脚跟接近臀部，双手向后侧伸展，分别抓住双脚脚背。

3

吸气，向后拉动双腿，使胸部、颈部和头部依次抬离地面，大腿也离开地面。保持此姿势10秒钟，放松全身。

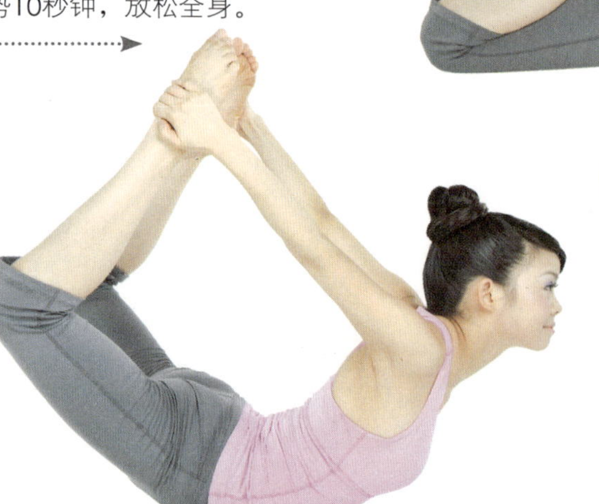

Keep 10秒

温馨小提示

练习此动作时，一定不要用力过猛，不然容易拉抻腰部，拉伸后背时要尽量柔和、缓慢。

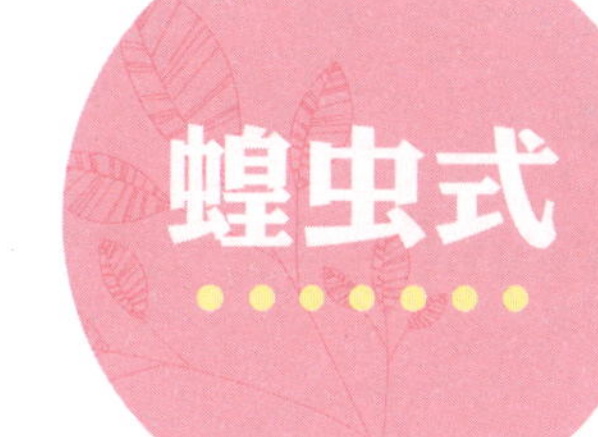

蝗虫式

健身功效

1. 伸展手臂及两腿韧带，加强腰骶椎力量，缓解腰背部疼痛，对患腰椎疾病及颈椎疾病的人有益。

2. 扩展胸部，加强腹肌力量。

重复次数 2次

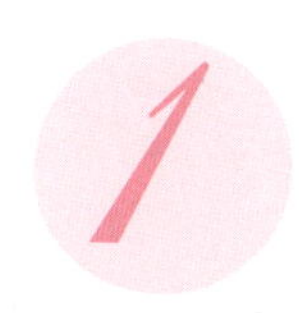

俯卧在垫子上，双腿并拢伸直，双手放在身体两侧，手心朝下，下巴贴在垫子上。

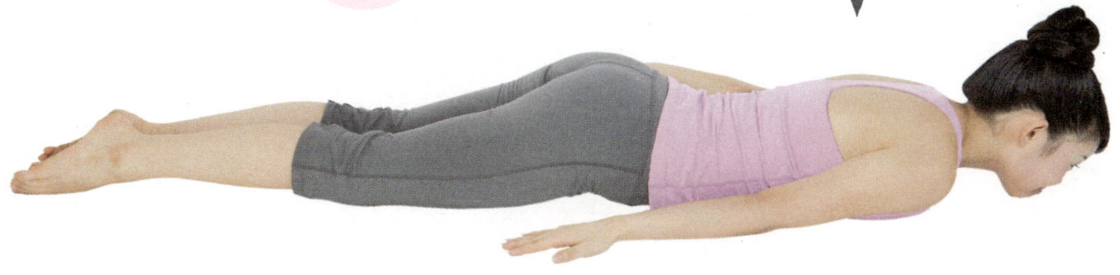

调整呼吸，双腿稍微分开，利用腰部的力量将肋骨尽量向上抬。抬高手臂及两腿，让腹部着地，整个身体呈半圆弧，双眼平视前方。保持此姿势数秒，然后呼气，轻轻放下手和腿，调整呼吸。

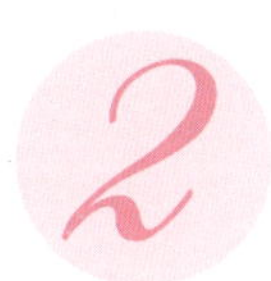

温馨小提示

初学者在练习时，手和脚的高度可以略低一些，量力而行即可。此外，孕妇及背部受伤的人最好不要练习此动作，以免受伤。

炮弹式

健身功效

1. 此动作能加强腹部肌肉锻炼，伸展颈肌。
2. 清除体内废气，净化血液，改善便秘，排毒养颜。

重复次数 3～5次

仰卧，双腿并拢，双手放于身体两侧。

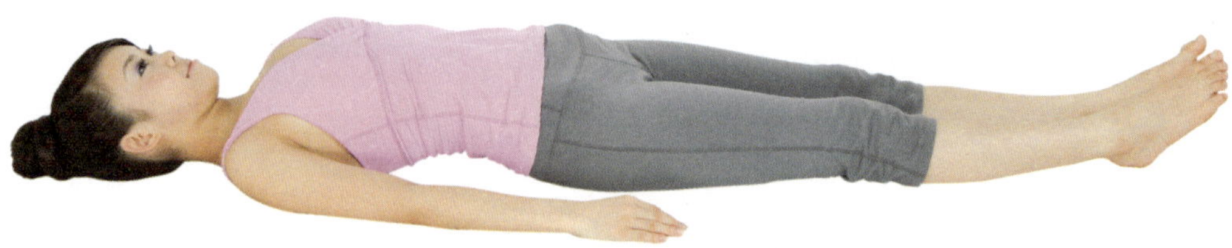

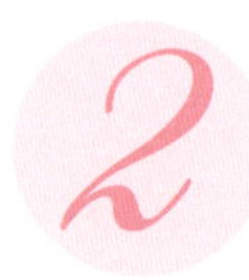

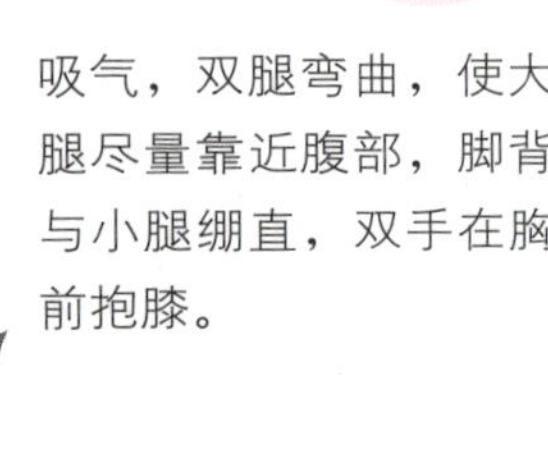

吸气，双腿弯曲，使大腿尽量靠近腹部，脚背与小腿绷直，双手在胸前抱膝。

Keep 20秒

3 呼气，将双腿尽量拉向身体，向上抬头，使头部离开地面，下巴碰到膝盖。保持此姿势20秒，然后慢慢将头部放回地面，双腿放松。

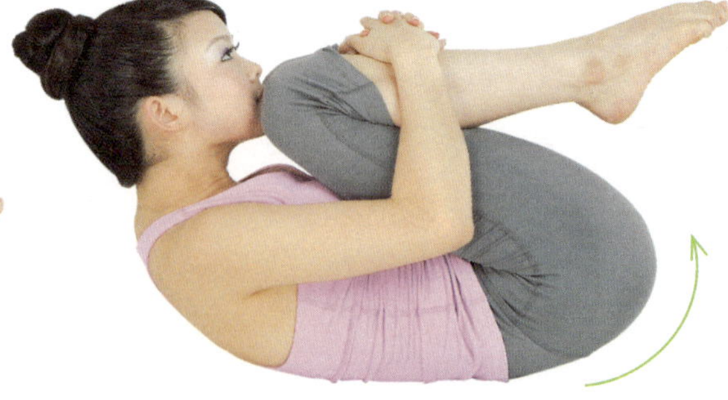

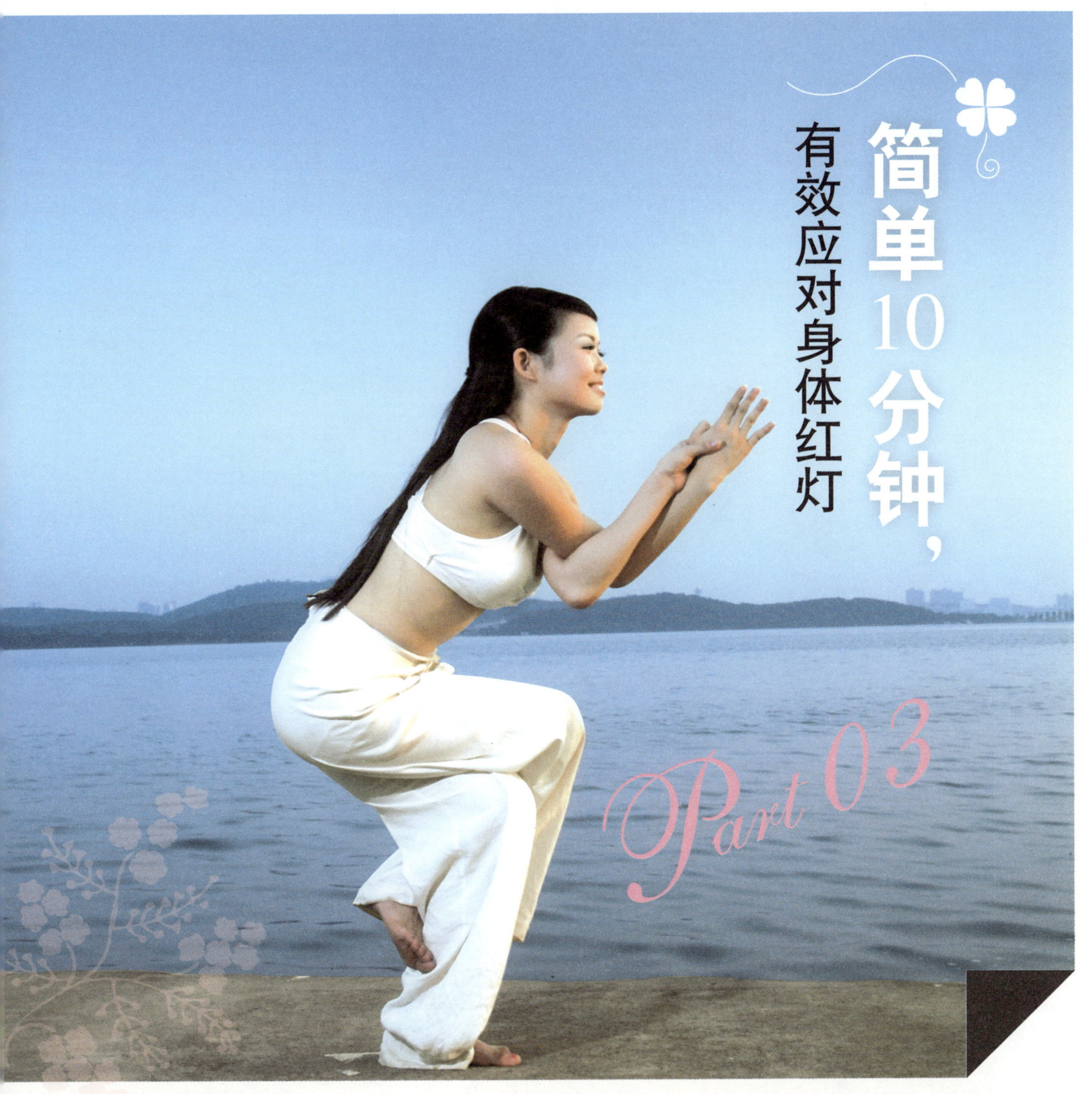

Part 03

简单10分钟，有效应对身体红灯

Yoga

头晕头痛

头晕、头痛大多由于疲劳和压力引起，可通过合适的瑜伽体式来缓解。瑜伽中有些倒立、前屈的体式，能增强头部血液循环，使头部得到完全放松，有效消除头晕、头痛。

犁式

健身功效

使血液集中在上身，滋养脑部和脊柱神经，防治偏头痛。

重复次数 2次

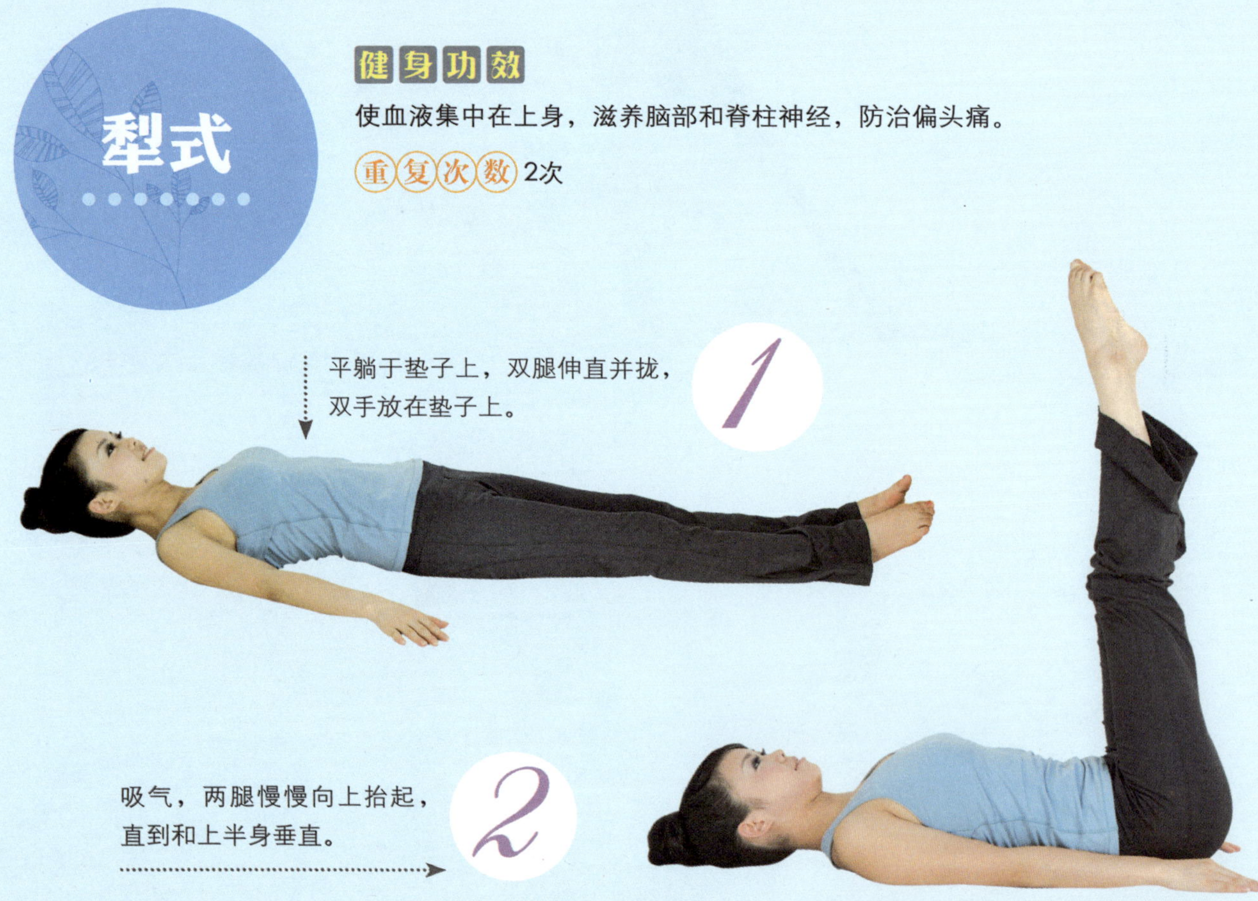

1 平躺于垫子上，双腿伸直并拢，双手放在垫子上。

2 吸气，两腿慢慢向上抬起，直到和上半身垂直。

呼气，使双腿向着头部的方向下放，脚趾落在头部前方的垫子上。背部与臀部自然离开地面，在此过程中双腿保持绷紧。保持此姿势10秒。

Keep 10秒

3

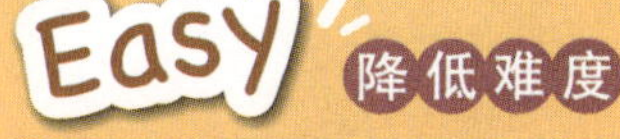

降低难度

1.如果觉得姿势不容易保持，可以用双手托住腰部，帮助全身稳定。

2.初学者可以在头前放两块瑜伽砖，双腿向后伸展时，将双脚脚趾放在砖上即可。

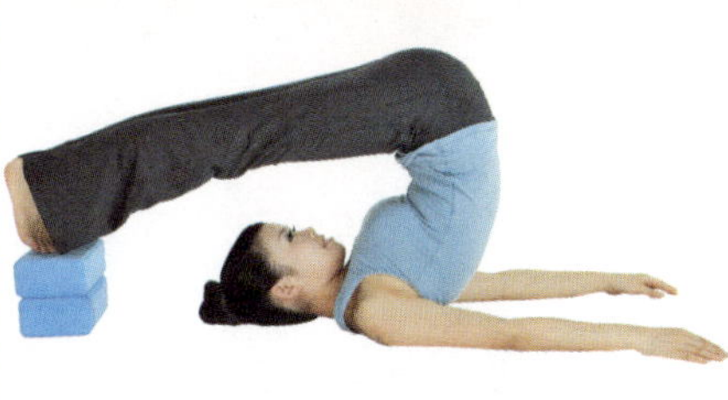

贴地！ 背部离开地面，但肩部必须贴在垫子上。

双手扶住腰部，双腿弯曲，慢慢还原，背部、双腿依次放回垫子。

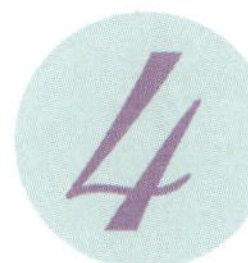

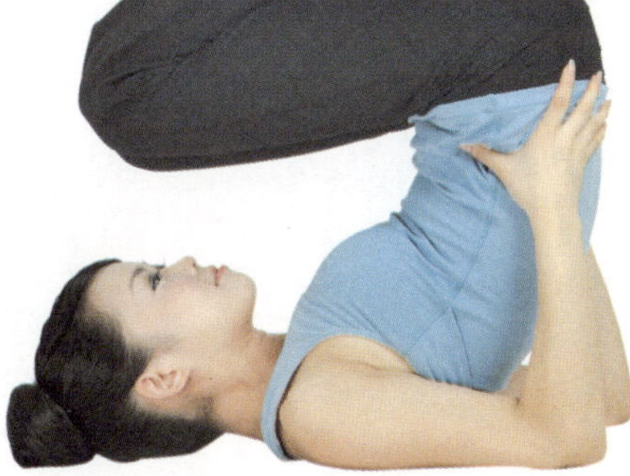

温馨小提示

回位过程中，应尽量缓慢，让脊椎一节一节触地。整个过程中，头部始终不离开地面。女性在月经期避免做这个姿势。

头倒立式

健身功效

1. 改善头部血液循环，缓解头痛、头晕的症状。
2. 此动作有滋养大脑的作用，能消除失眠，使脑细胞充满活力。

重复次数 3次

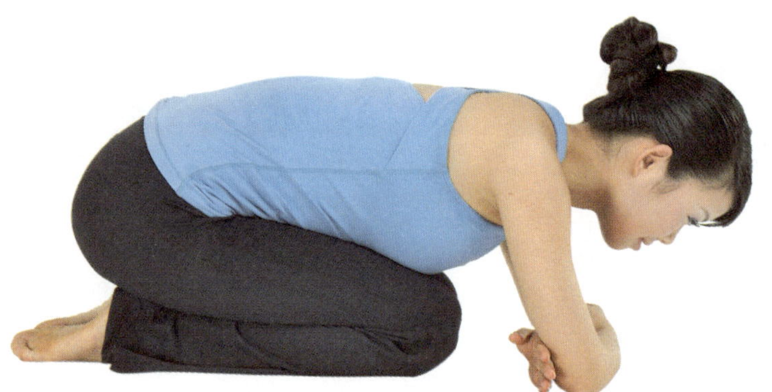

取金刚坐姿，上半身向下倾，与地面平行。弯曲手臂，互握手肘，两小臂放在垫子上。

双手放开，十指交叉紧扣，肘关节不动，使手臂和双手形成一个三角形。将头部放入三角形内，头顶着地，后脑贴着手心，眼睛望向双脚后面。

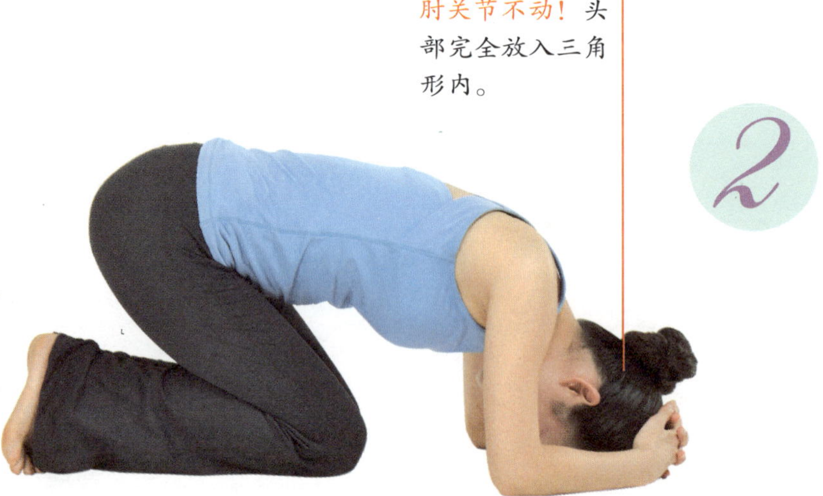

肘关节不动！头部完全放入三角形内。

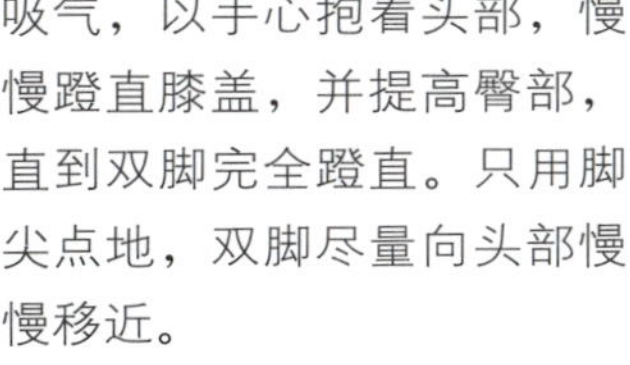

吸气，以手心抱着头部，慢慢蹬直膝盖，并提高臀部，直到双脚完全蹬直。只用脚尖点地，双脚尽量向头部慢慢移近。

4

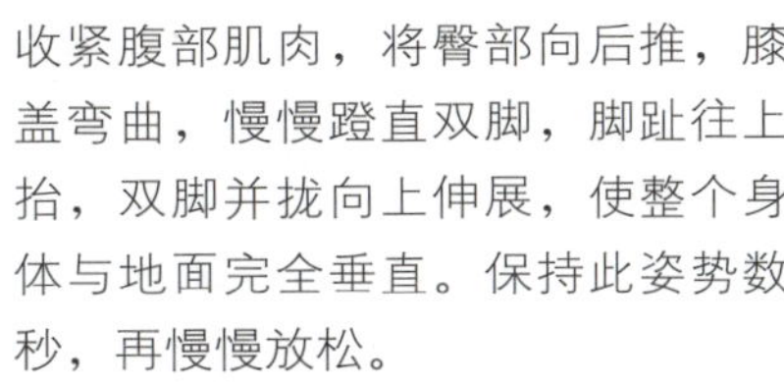

收紧腹部肌肉，将臀部向后推，膝盖弯曲，慢慢蹬直双脚，脚趾往上抬，双脚并拢向上伸展，使整个身体与地面完全垂直。保持此姿势数秒，再慢慢放松。

Easy

降低难度

初学者可以先用墙壁来辅助练习：离墙壁10厘米的位置跪下，在练习双脚提起离地时，可以将臀部贴在墙上，双脚蹬直后再把臀部移开，只有脚跟贴在墙上。

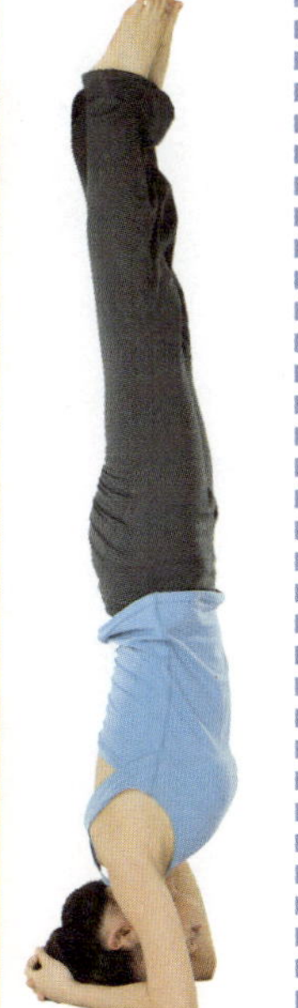

温馨小提示

此姿势是瑜伽练习中最难、也是最为重要的动作，一定要循序渐进地练习才能做到位。还要注意的是，身体的重量是由头顶、手肘来支撑的，不要只用头部承受身体所有重量，否则容易使颈部受伤。

头部放松式

健身功效

这个动作强力伸展了头部后颈，能够促进头部血管的血液循环，可以预防耳鸣、头昏、头痛、神经衰弱。

重复次数 3～5次

1 挺直腰背坐在垫子上，双臂在胸前交叉，双手大拇指交叉，置于颈部，其余四指轻轻搭在颈部两侧，头部后仰，尽量放松脊柱。

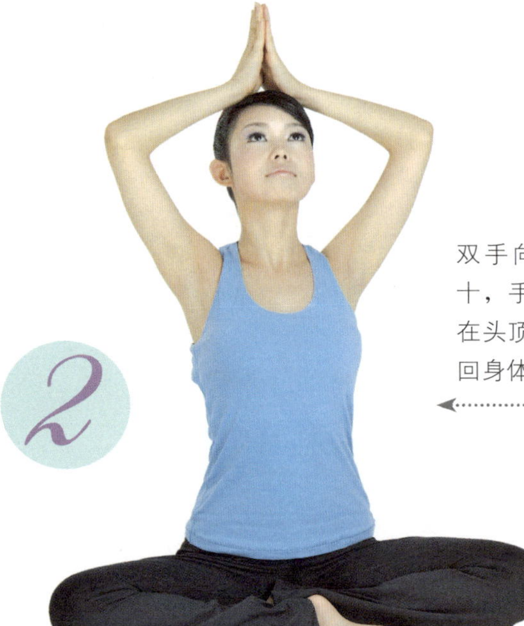

2 双手向上伸展，在头顶上方合十，手臂慢慢向下回收，手腕落在头顶上。动作完成后，双手放回身体两侧。

温馨小提示

1. 尽量将头部向后拉伸，用心去体会头部的压按感和颈部的伸展感。

2. 练习过程中，尽量保持平稳而细长的呼吸，使头部得到最大放松。

健身功效

1. 促进脑部血液循环，减轻头痛症状。
2. 能改善气色，还有预防头昏眼花的效果。

重复次数 4次

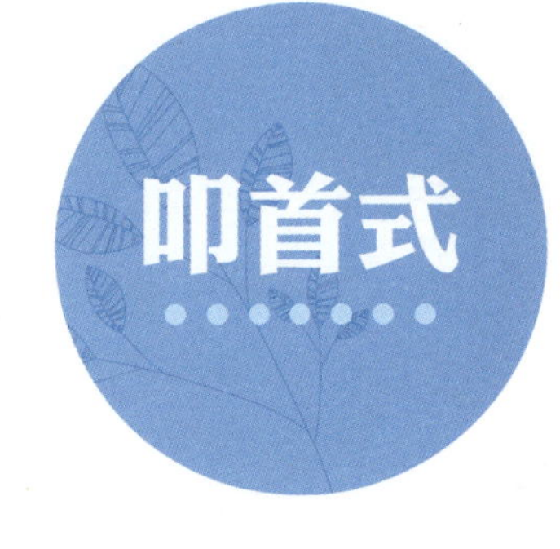

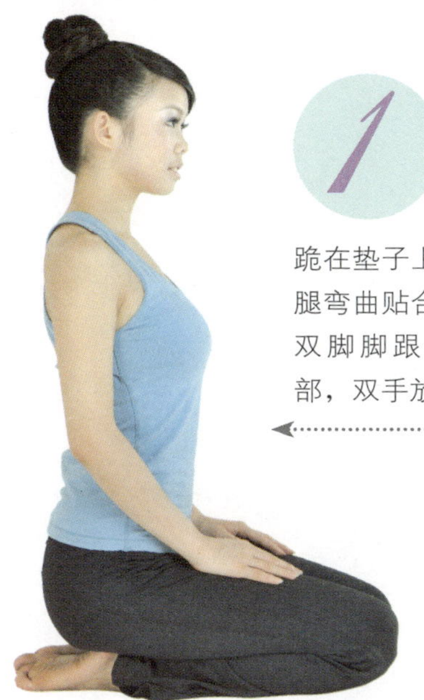

1 跪在垫子上，大腿与小腿弯曲贴合，臀部坐在双脚脚跟，挺直腰背部，双手放于大腿上。

2 吸气，脊柱向上伸展；呼气，身体向前倾，臀部不要离开脚后跟，额头自然地贴在垫子上，双臂贴在两小腿外侧，掌心向上。

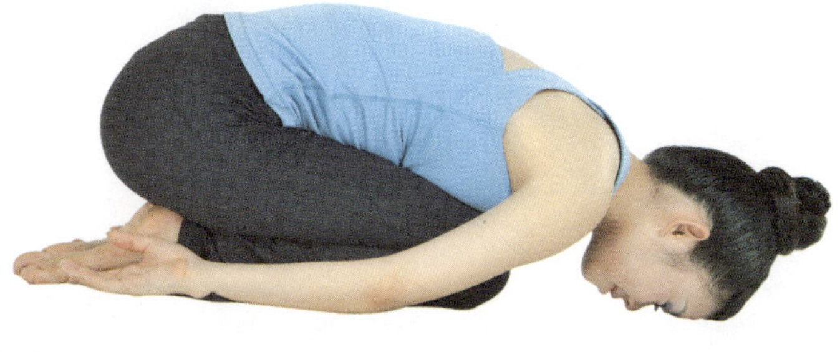

Keep30秒

3 慢慢向上抬高臀部，头部向前滑动，以头顶着垫。两大腿与地面垂直，保持30秒左右。然后臀部坐回脚跟，挺直腰背部，回到初始姿势。

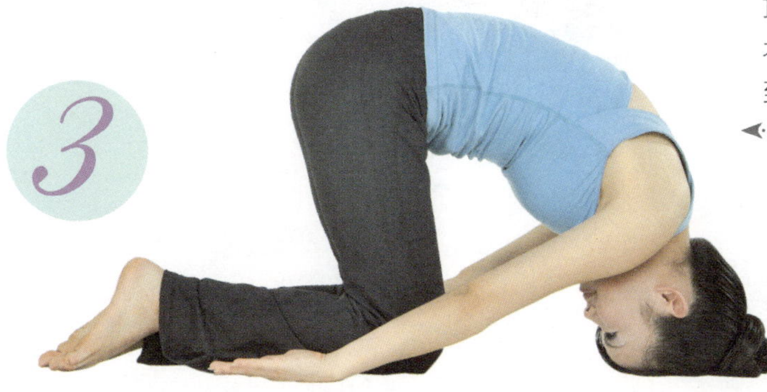

温馨小提示

患有高血压或眩晕症的人最好不要练习这个姿势。

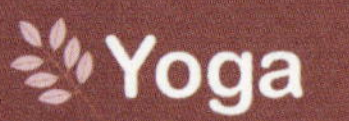

颈肩酸痛

长期不正确的坐姿容易引起颈肩酸痛，久而久之可能引发颈椎病、肩周炎等疾病。瑜伽中许多体式能帮助锻炼颈部和肩部，增强颈椎和肩关节的灵活性，有效缓解颈肩酸痛。

狮子式

健身功效

模仿狮子吼叫，能伸展颈部的肌肉，缓解经常低头造成的颈椎弯曲和颈椎痛。

重复次数 3次

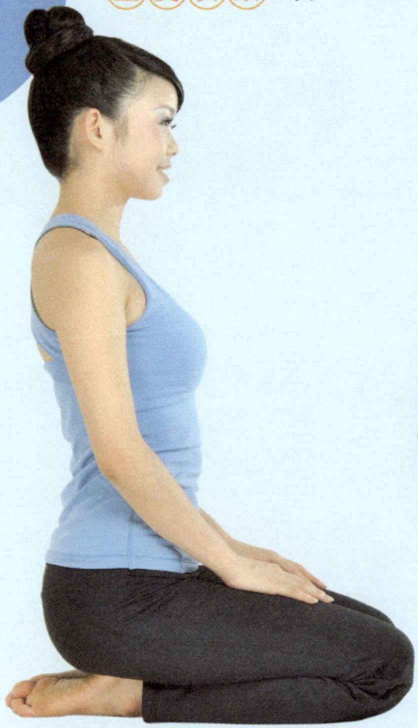

1

以金刚坐姿坐好，双手放在大腿上，眼睛望着正前方，调整呼吸。

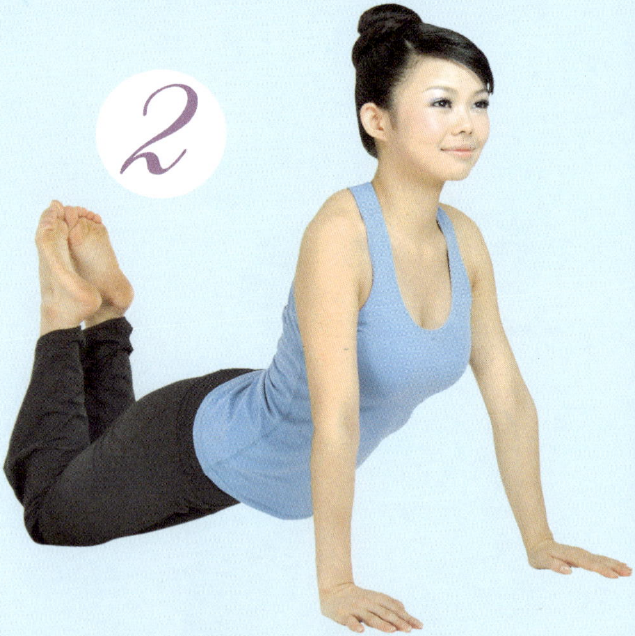

2

身体向前倾，双膝、双手撑地，小腿向后抬起，重心分布在手、膝盖上，收腹，背部伸直向后仰。

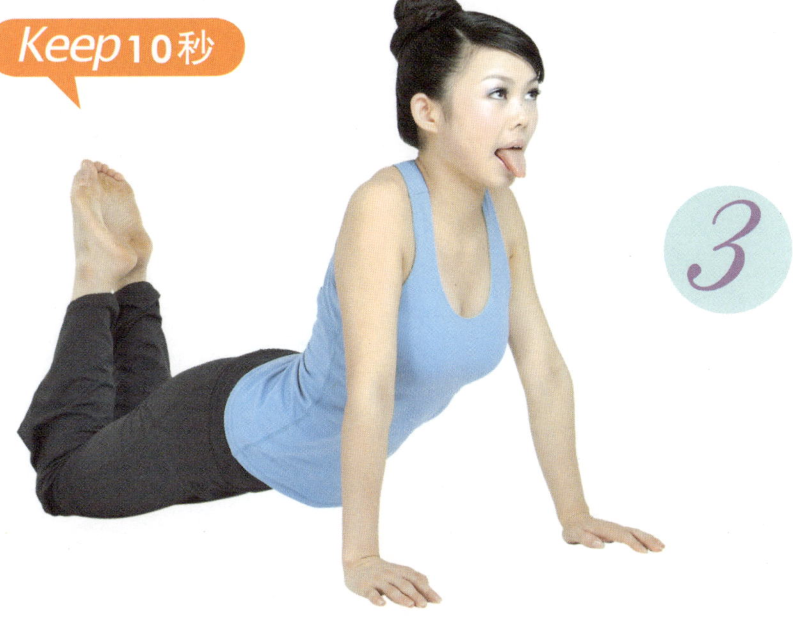

张大嘴巴，将舌头用力伸出，瞪圆双眼，注视两眉之间的中点，嘴里发出“啊啊”的狮子吼声。保持此姿势10秒。

还原成金刚坐姿，双手轻轻拍打脸部，放松面部肌肉。

Hard 增加难度

对于狮子式比较熟练的练习者，可以将金刚坐姿改为全莲花坐姿，练习时，两膝着地，臀部向后翘。

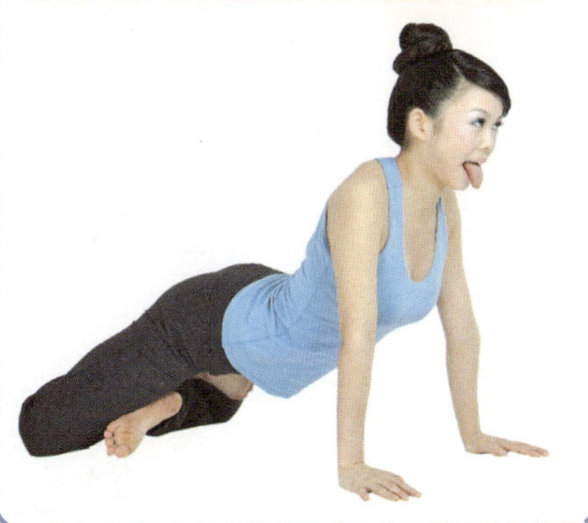

坐山式

健身功效

此动作能完全打开肩部，增强双肩的灵活性，缓解肩部的风湿疼痛和僵硬感。

重复次数 5～10次

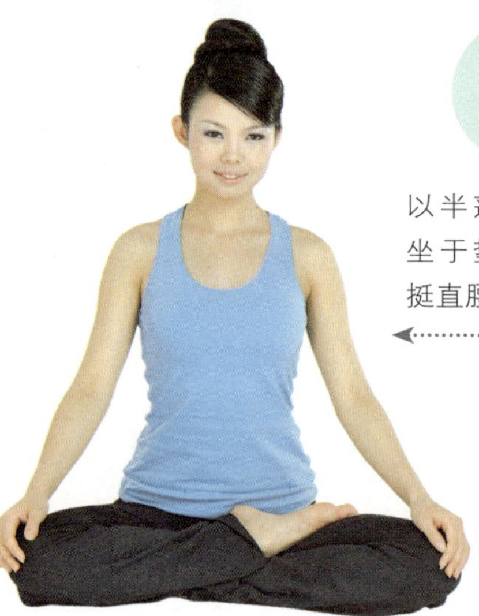

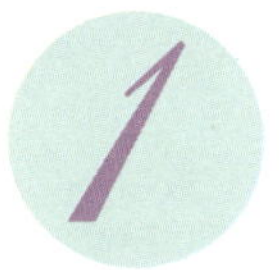

以半莲花坐姿坐于垫子上，挺直腰背。

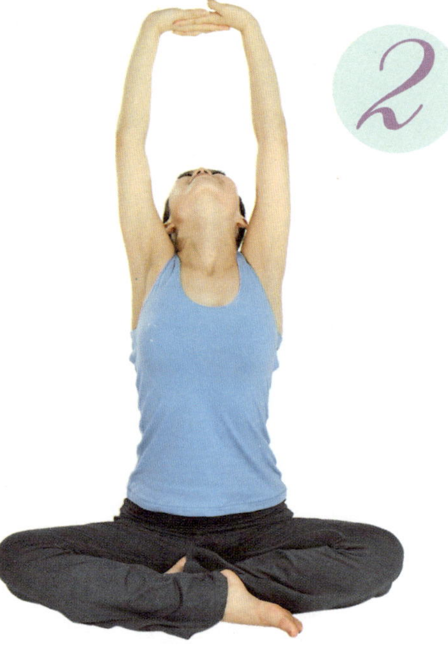

双手在胸前交叉握拳，吸气，双臂向上伸展，高举过头顶。翻转掌心向上，尽量让双臂向后、向上伸展。呼气，头部后仰，使眼睛注视着手背。

吸气，头部回到原位，呼气，松开双手，自然放松。

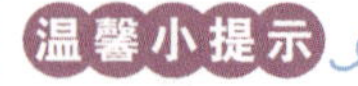

温馨小提示

练习过程中，下半身保持不动，整个背部挺直。

健身功效

充分缓解颈部的疲劳，缓解颈部酸痛。

重复次数 2次

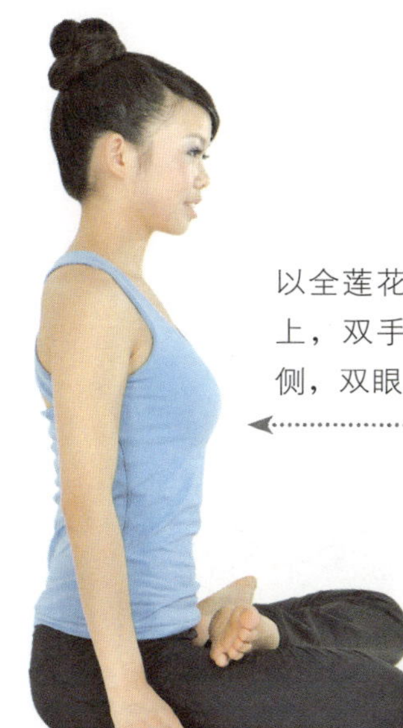

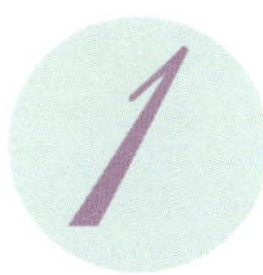

以全莲花坐姿盘坐于垫子上，双手自然放于身体两侧，双眼正视前方。

调整呼吸，将双手挪至臀部位置，双肘支撑在身体两侧，上半身逐渐后仰。

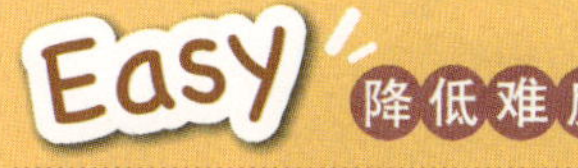

吸气，以头顶着地，胸部尽量上挺，背部悬空，双眼上望。调息3～6次，然后背部慢慢还原，回复原来的坐姿。

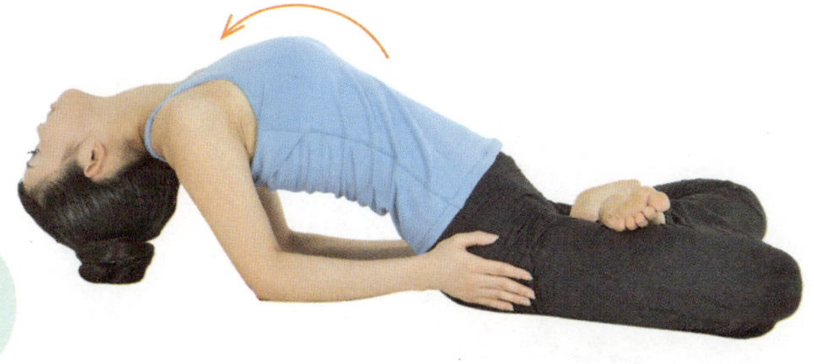

Easy 降低难度

初学者可以不采用全莲花坐姿，将双腿向前伸直，成简易鱼式。

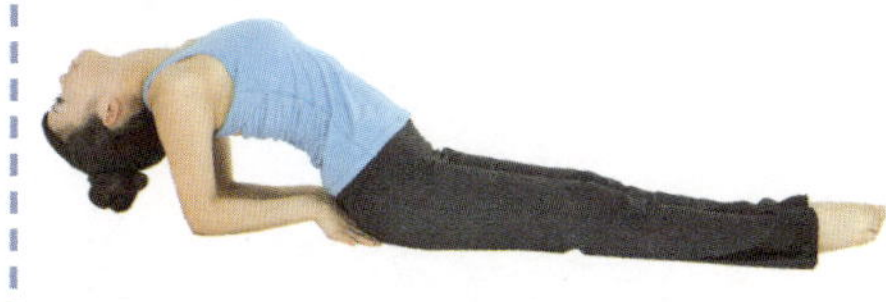

牛面式

健身功效

1. 此动作能矫正颈椎、脊柱的变形，缓解肩膀酸胀。
2. 扩展胸部，放松肩关节，令背阔肌得到伸展。

重复次数 3～5次

背部挺直坐于垫子上，双腿弯曲，右腿压在左腿上，两膝盖交叠，双手交握放在右膝盖处。

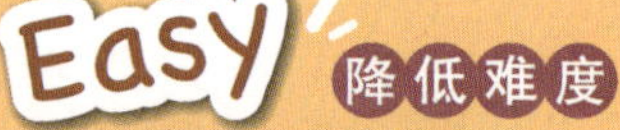

如果十指相扣感觉困难，可用双手上下抓住瑜伽伸展带。

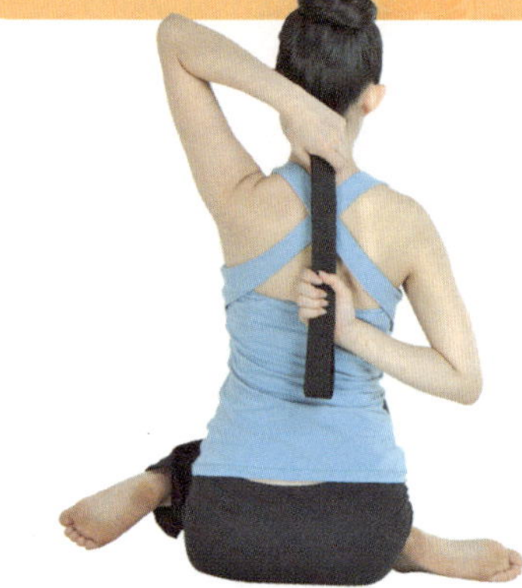

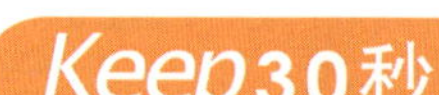

弯曲左臂，左手在背后从上向下伸展。弯曲右臂，右手在背后从下向上伸展。两手尽量相扣，保持30秒。然后松开双手，反方向练习。

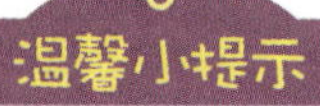

1. 双臂在背后十指相扣时，下半身必须保持不动，这样才有拉抻双臂的效果。

2. 如果肩部僵硬，两手互相够不到，可以用抓住毛巾两头的方法来代替。

蛇王式

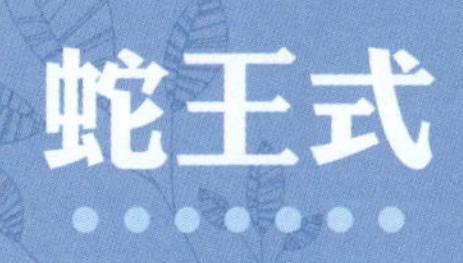

健身功效

1. 此动作能矫正颈椎、脊柱的变形，可有效缓解肩膀酸胀。
2. 按摩腹内器官，增强生殖器官功能。

重复次数 2次

俯卧在垫子上，双腿伸直，手臂在腰两侧弯曲，掌心贴地，下巴靠近垫子。

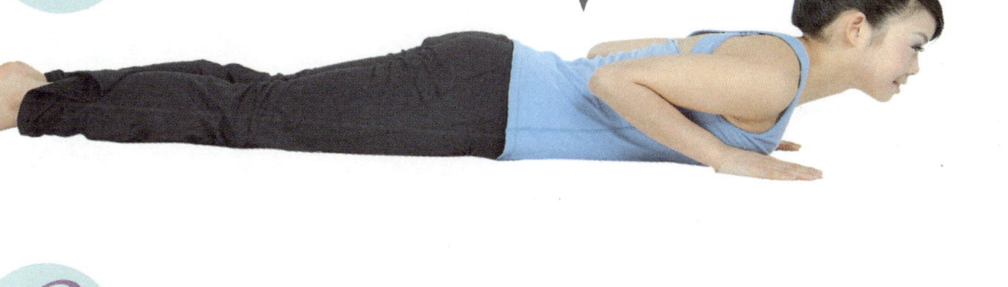

吸气，双臂慢慢伸直，用力使胸部、腰部离开地面，头部缓慢向后仰，双腿紧贴地面。

呼气，手臂伸直，双膝向上弯曲，小腿肚尽量靠着大腿后侧，上身尽量向后方伸展，使脚尖对着头顶。保持此姿势不动，调整呼吸，然后慢慢放松，回复原位。

Yoga

腰酸背痛

瑜伽中许多体式对于腰部、背部有很好的锻炼效果，能全面扩展背部、拉抻侧腰。对于长期伏案工作的人而言，简单10分钟的瑜伽体式，能有效舒缓腰酸背痛。

风吹树式

健身功效

1. 消除腰部两侧多余的脂肪，使腰部线条更纤细。
2. 拉抻手臂的肌肉，有助于增强身体的平衡性。

重复次数 两侧交换，重复5次

1

挺直腰背，站立于垫子上，双眼正视前方，双手放在身体两侧。

右手向上伸展，上臂靠近耳朵，手指指向天空，感觉到脊柱被拉抻。

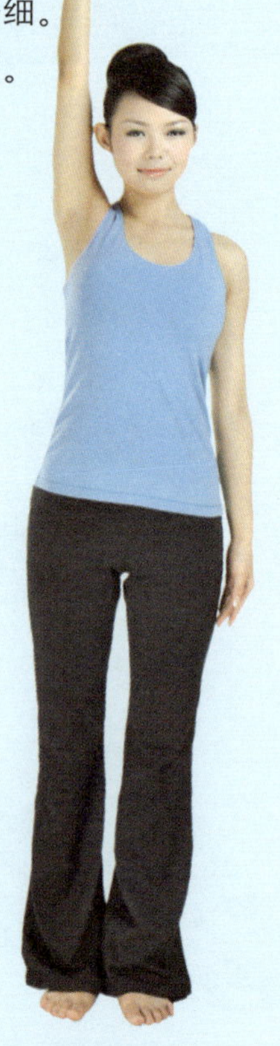

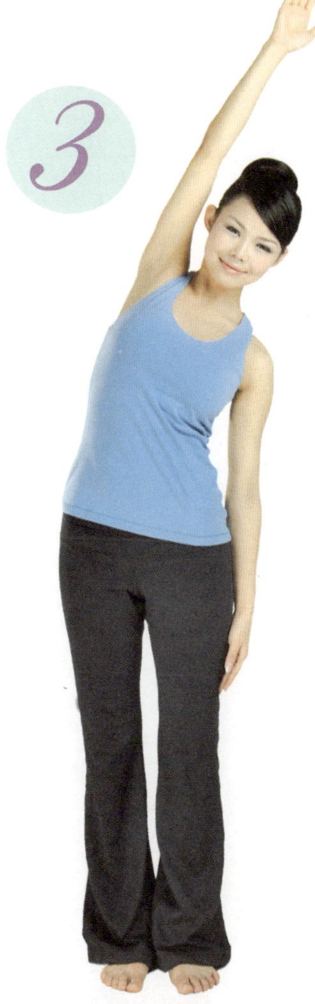

3

调整呼吸，上半身慢慢向左侧倾斜，手臂跟着向左倾斜，如同大树被风吹弯一样。双腿保持静止不动，眼睛望着右上方。

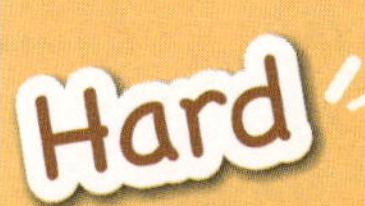

Keep 10~20秒

Hard

增加难度

有经验者可以双手在头顶合十，伸直双臂，带动身体向两侧弯曲，加大练习的强度。

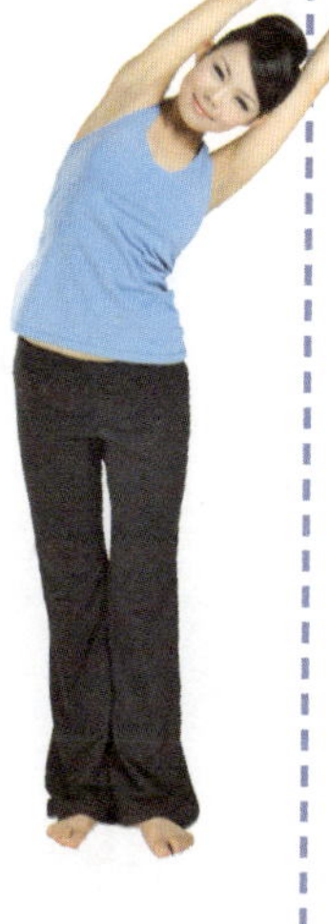

4

放下右手，稍微放松。然后换左手向上伸展，身体向右侧倾斜，眼睛望着左上方。每一侧体式保持10～20秒后，双手放回双腿两侧，全身放松。

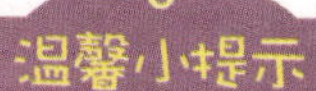

温馨小提示

1. 患有严重心脏病的人不适合练习此姿势。

2. 练习时可适当联想自己是一棵树，正随风摆动。

加强侧伸展式

健身功效

1. 强化背部脊柱锻炼，消除背部酸痛，纠正驼背现象。
2. 拉抻两侧腰部，有效缓解腰部不适。

重复次数 2次

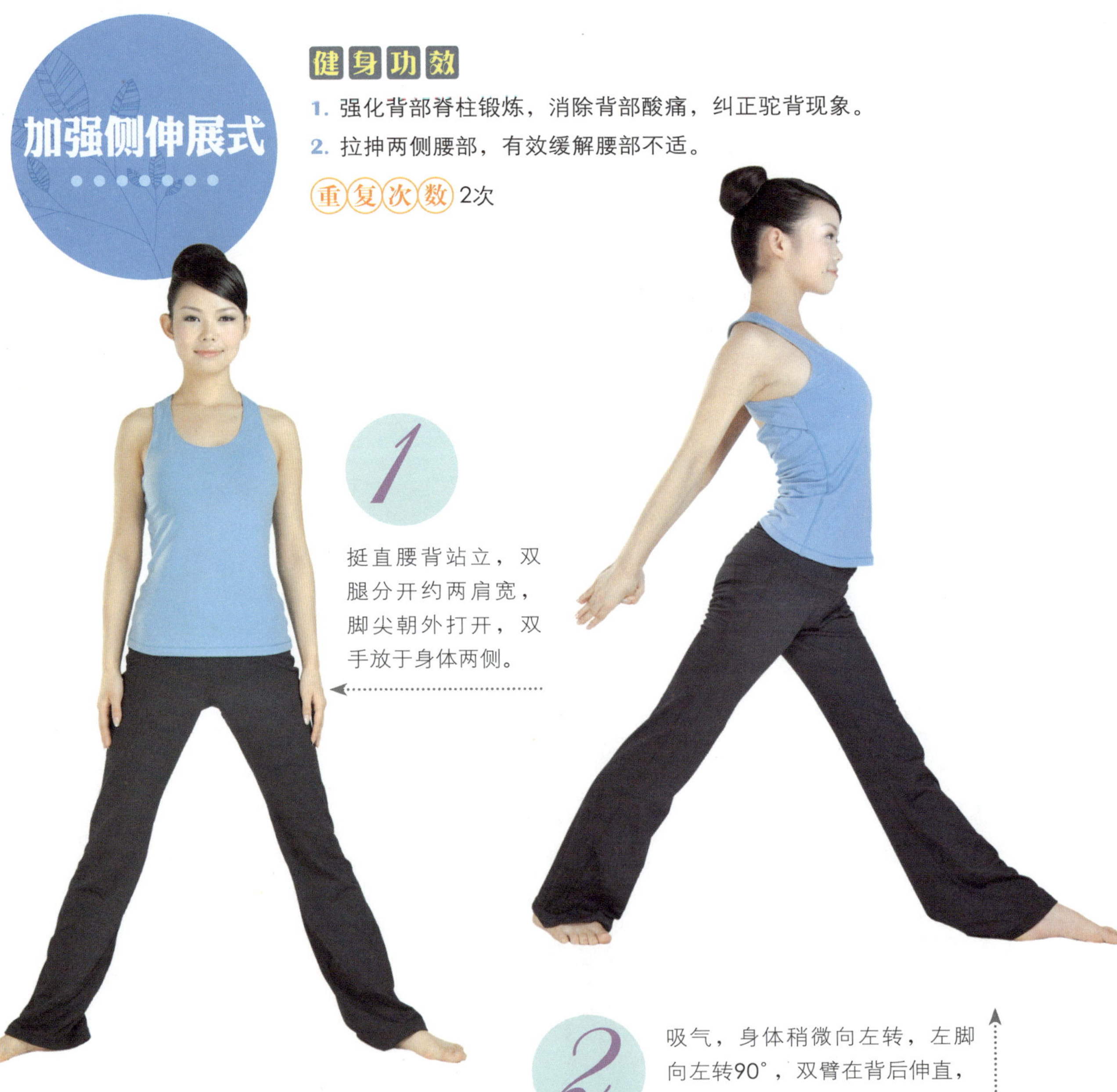

1 挺直腰背站立，双腿分开约两肩宽，脚尖朝外打开，双手放于身体两侧。

2 吸气，身体稍微向左转，左脚向左转90°，双臂在背后伸直，双手合十。

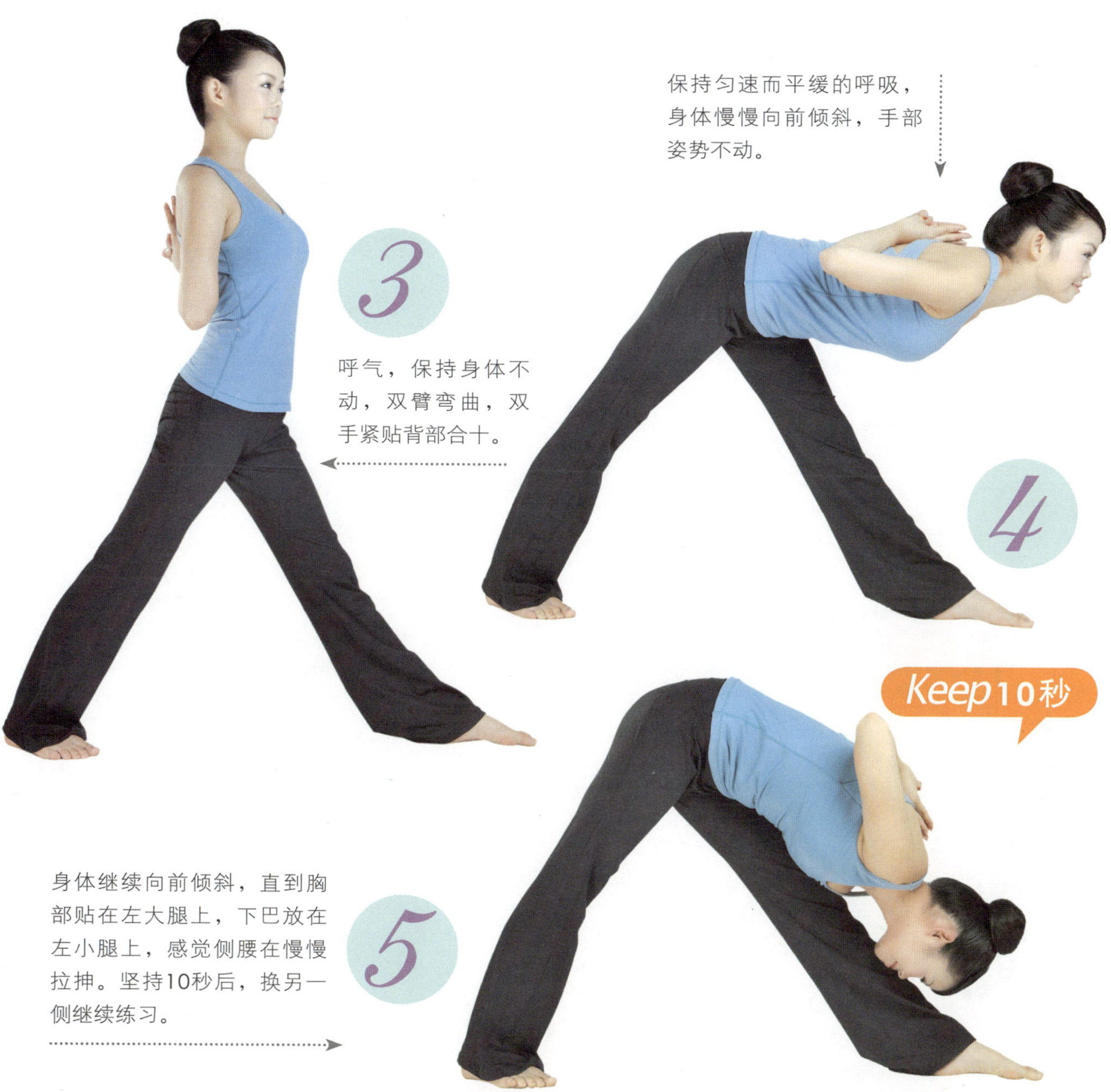

呼气，保持身体不动，双臂弯曲，双手紧贴背部合十。

保持匀速而平缓的呼吸，身体慢慢向前倾斜，手部姿势不动。

身体继续向前倾斜，直到胸部贴在左大腿上，下巴放在左小腿上，感觉侧腰在慢慢拉抻。坚持10秒后，换另一侧继续练习。

健身功效

1. 消除腰部多余的脂肪，恢复纤细的腰部和平坦的腹部。
2. 伸展脊柱，滋养脊柱神经系统，消除背部的僵硬。

重复次数 左右腿交换，重复2次

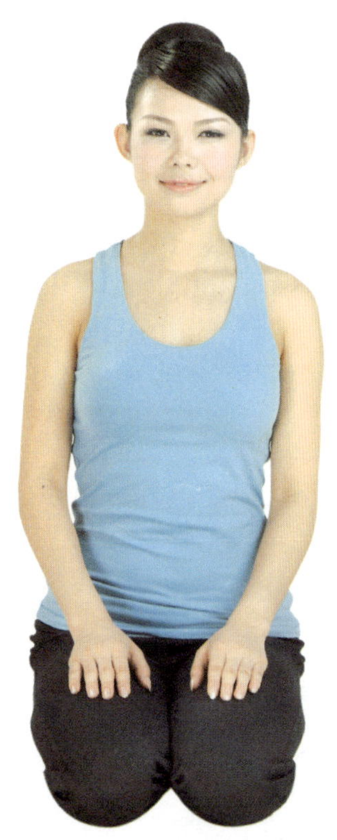

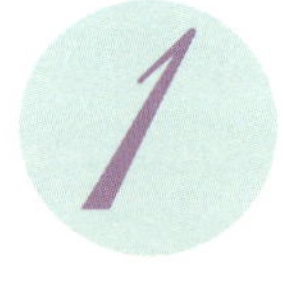

双腿并拢跪在垫子上，臀部放在两脚跟上，双手自然放于大腿处。

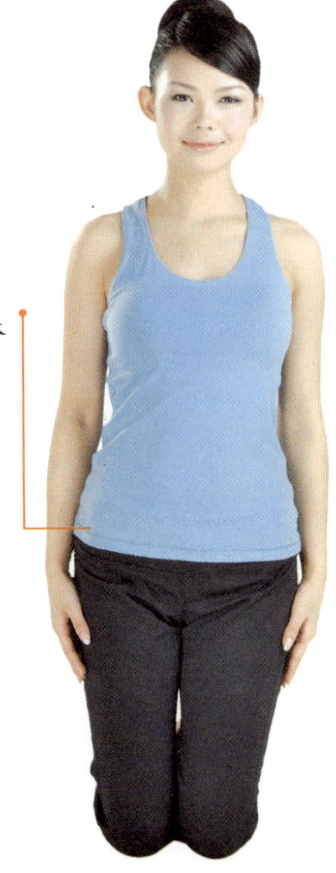

臂部收紧！身体尽量保持放松，不要耸肩。

身体慢慢起立，臀部离开脚跟，大腿与小腿垂直，双手放于身体两侧。

3

左腿向左侧打开，左脚指向左方，与右腿膝盖在一条直线上，身体不要弯曲。

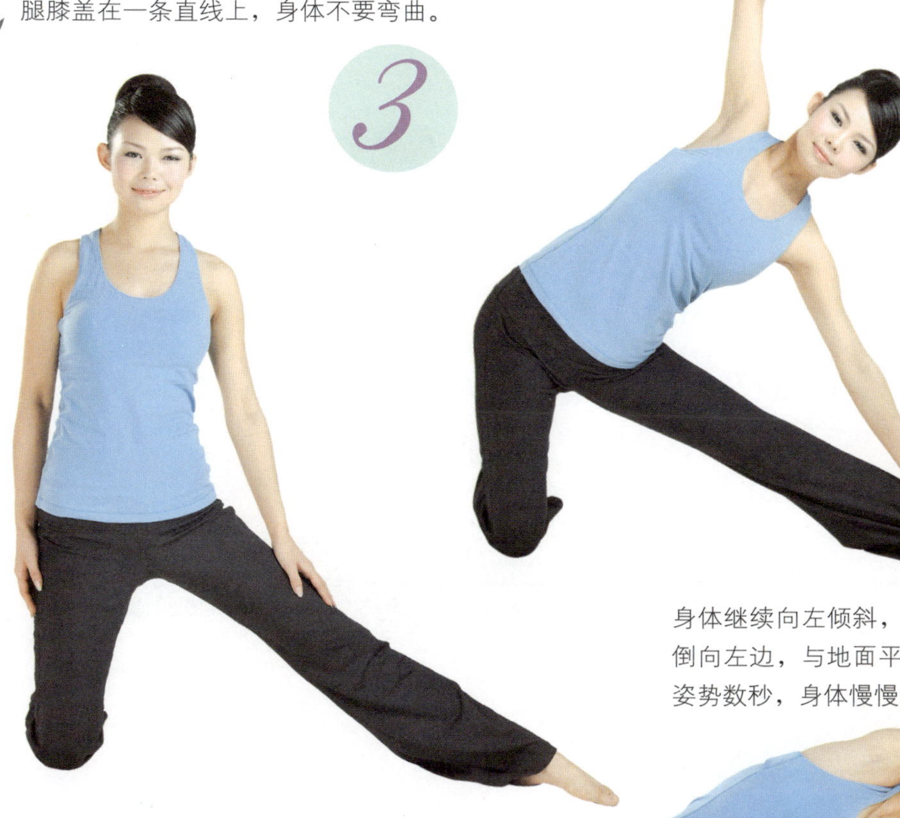

4

调整呼吸，呼气时，双手打开，上半身慢慢向左倾斜，直到左手落在左脚踝处，右手指向天空。

5

身体继续向左倾斜，右手也慢慢倒向左边，与地面平行。保持此姿势数秒，身体慢慢还原。

温馨小提示

1. 身体向一侧倒下时，双臂、胸部、臀部要在同一个平面内。
2. 膝盖有损伤的人不宜练习此式。

圣哲玛里琪一式

健身功效

1. 锻炼腰部的柔韧性，治疗腰部酸痛。
2. 拉抻背部线条，缓解背痛。

重复次数 两腿轮换，重复3～5次

背挺直坐于垫子上，两腿向前伸直，屈右膝，右脚跟靠近会阴，脚心着地。双手自然下垂，掌心贴地。

吸气，右手向上伸展，手臂翻转，从右膝外侧环抱住右腿；左手向背后伸展，与右手在背后相扣，左腿保持伸直。

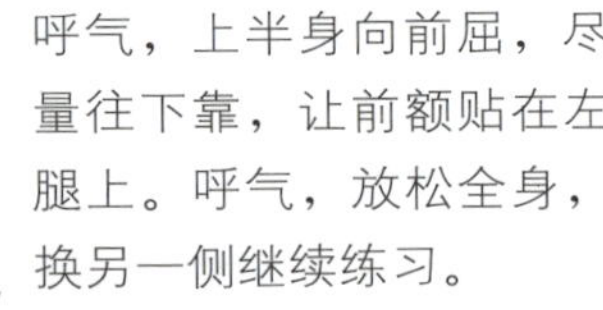

呼气，上半身向前屈，尽量往下靠，让前额贴在左腿上。呼气，放松全身，换另一侧继续练习。

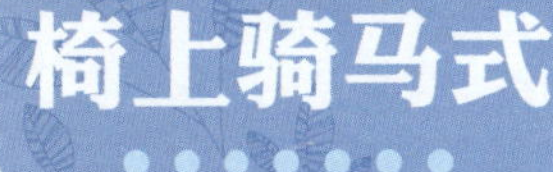

健身功效

1. 消除腰酸背痛，矫正驼背，美化下颌曲线。
2. 调整长期久坐引起的不适，亦可预防腰椎间盘突出。

重复次数 3次

1 挺直腰背，面向椅背坐立，双手叠放在椅背上方，双腿跨过椅子两侧，在椅背后双脚脚心相对，双膝向外侧打开。

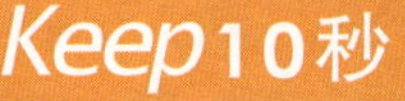

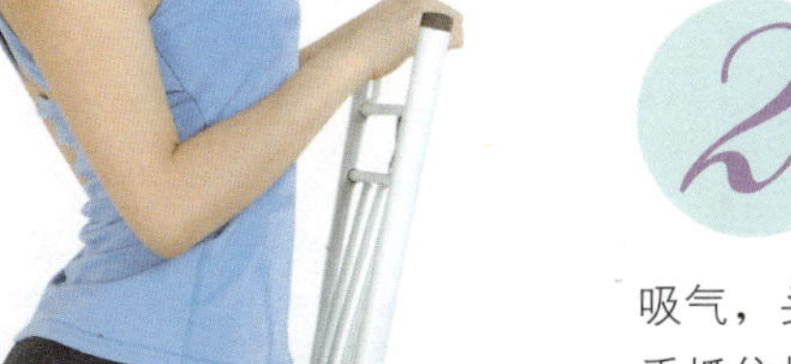

2 吸气，头部后仰，双手抓住椅背。呼气，尽力向上伸展脊背。保持此姿势约10秒，然后慢慢向前弯曲脊柱，放松背部，回复原位。

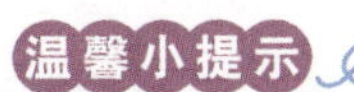

练习时，双腿始终保持脚心相对，这样才能锻炼到腰部。

眼镜蛇扭转式

健身功效

1. 强化背部和脊柱，使背部所有的肌肉群都得到伸展，从而舒缓与消除背部区域的僵硬紧张。
2. 促进血液循环，增强脊柱功能。

重复次数 2次

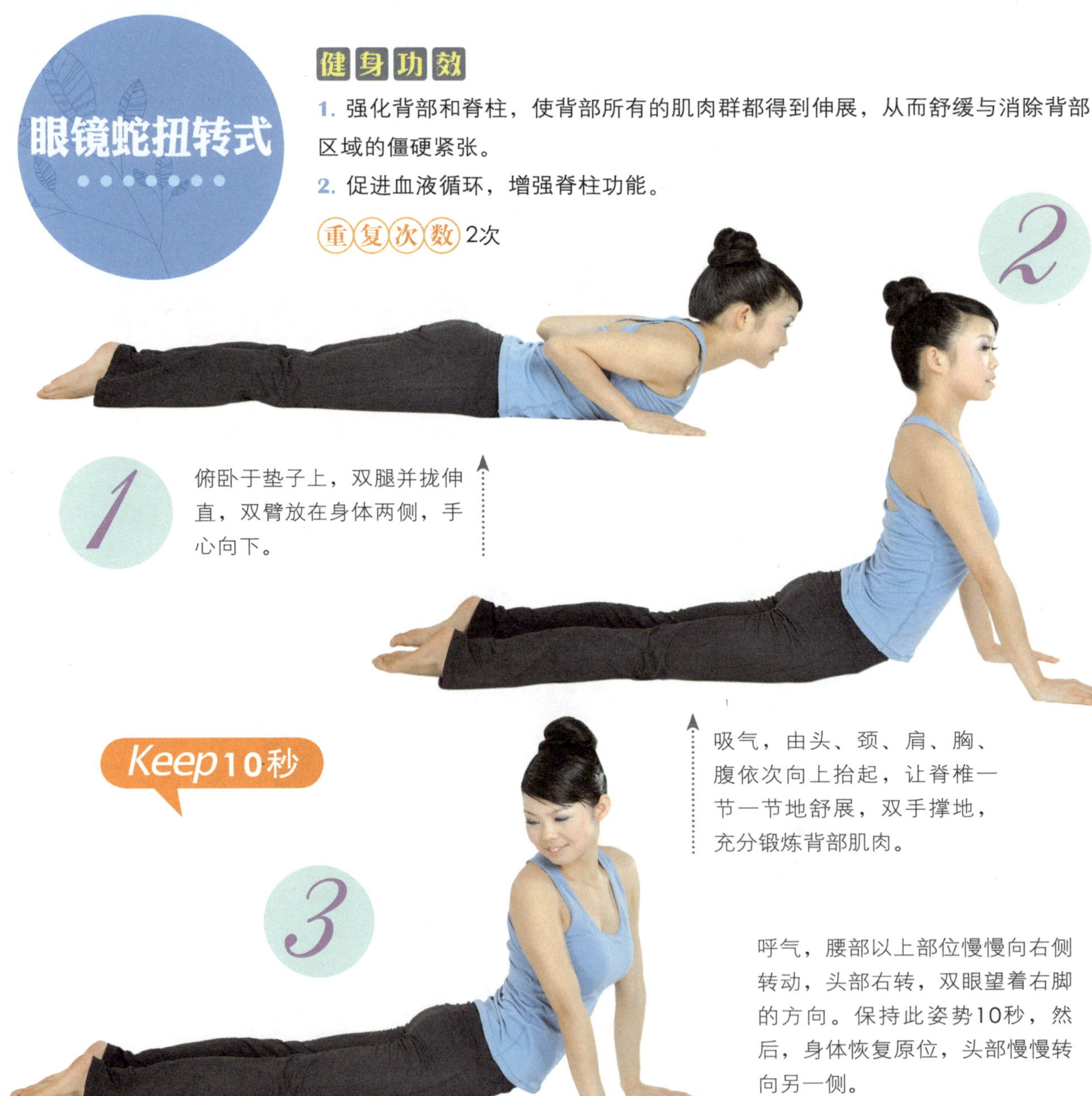

1 俯卧于垫子上，双腿并拢伸直，双臂放在身体两侧，手心向下。

2 吸气，由头、颈、肩、胸、腹依次向上抬起，让脊椎一节一节地舒展，双手撑地，充分锻炼背部肌肉。

Keep 10秒

3 呼气，腰部以上部位慢慢向右侧转动，头部右转，双眼望着右脚的方向。保持此姿势10秒，然后，身体恢复原位，头部慢慢转向另一侧。

三角伸展式

健身功效

1. 练习的时候明显感到侧腰的肌肉被拉开，使腰部柔韧性更强。
2. 拉抻了背部肌肉，经常锻炼，能治疗腰酸背痛。

重复次数 3～5次

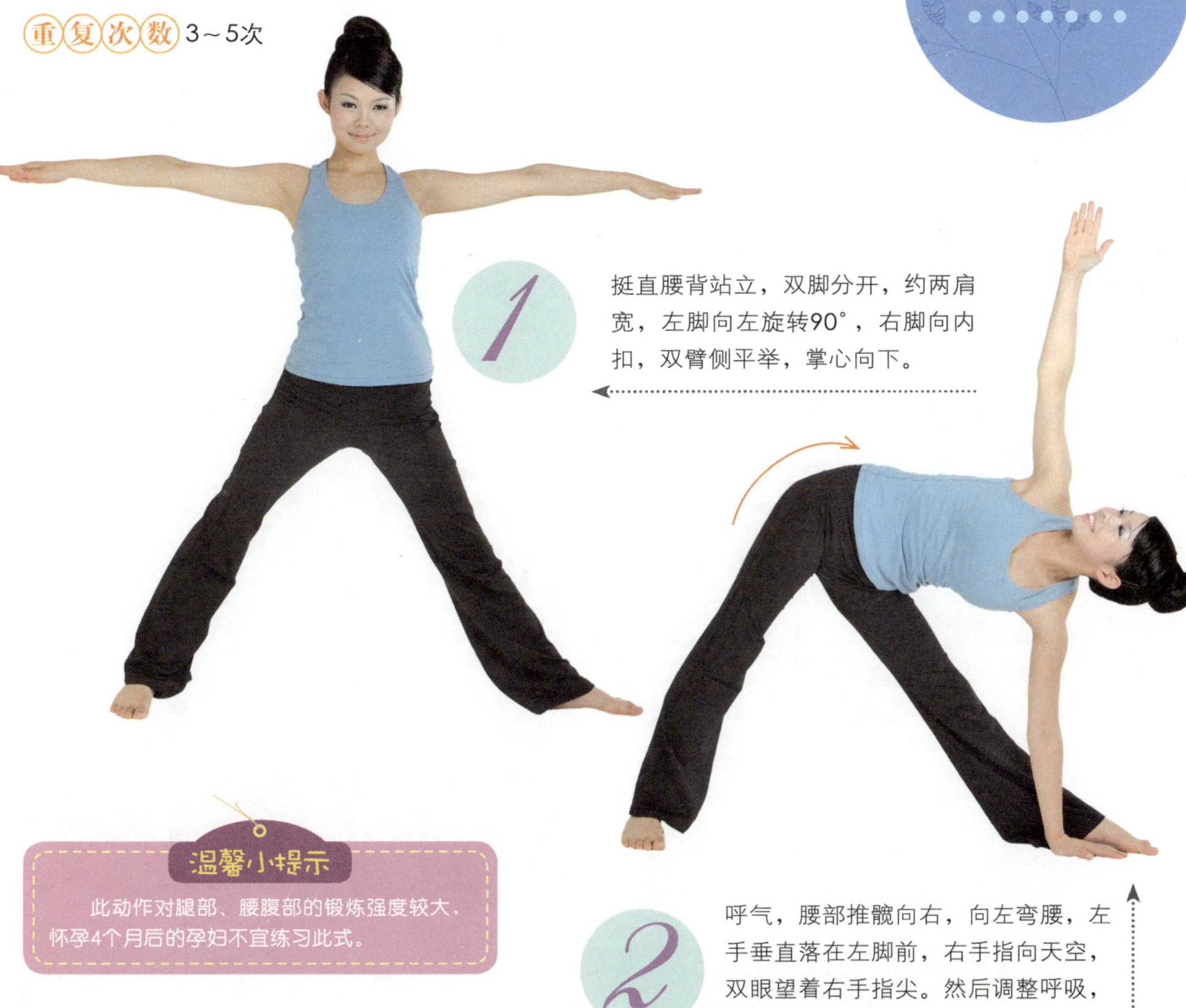

1 挺直腰背站立，双脚分开，约两肩宽，左脚向左旋转90°，右脚向内扣，双臂侧平举，掌心向下。

2 呼气，腰部推髋向右，向左弯腰，左手垂直落在左脚前，右手指向天空，双眼望着右手指尖。然后调整呼吸，慢慢还原身体，再反方向练习。

温馨小提示

此动作对腿部、腰腹部的锻炼强度较大，怀孕4个月后的孕妇不宜练习此式。

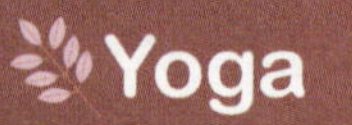

眼睛胀痛

长期面对电脑、书本，容易导致眼睛胀痛。眼部瑜伽能促进眼周血液循环，帮助舒缓眼球紧张，消除眼部疲劳。坚持练习，还能改善双眼视力。

眼部按摩式

健身功效

缓解眼部肌肉和眼球的紧张，有助于促进眼部血液循环，使双眼炯炯有神。

重复次数 1次

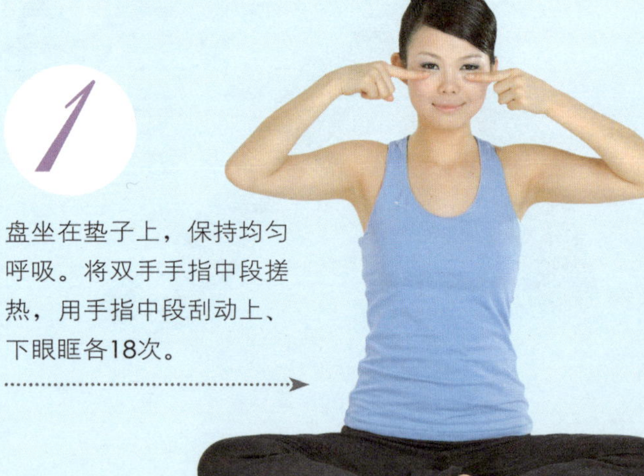

1 盘坐在垫子上，保持均匀呼吸。将双手手指中段搓热，用手指中段刮动上、下眼眶各18次。

2 轻闭双眼，用右手的食指和中指同时按压印堂穴（两眉头连线中点），手法由轻到重，心中默念18次。

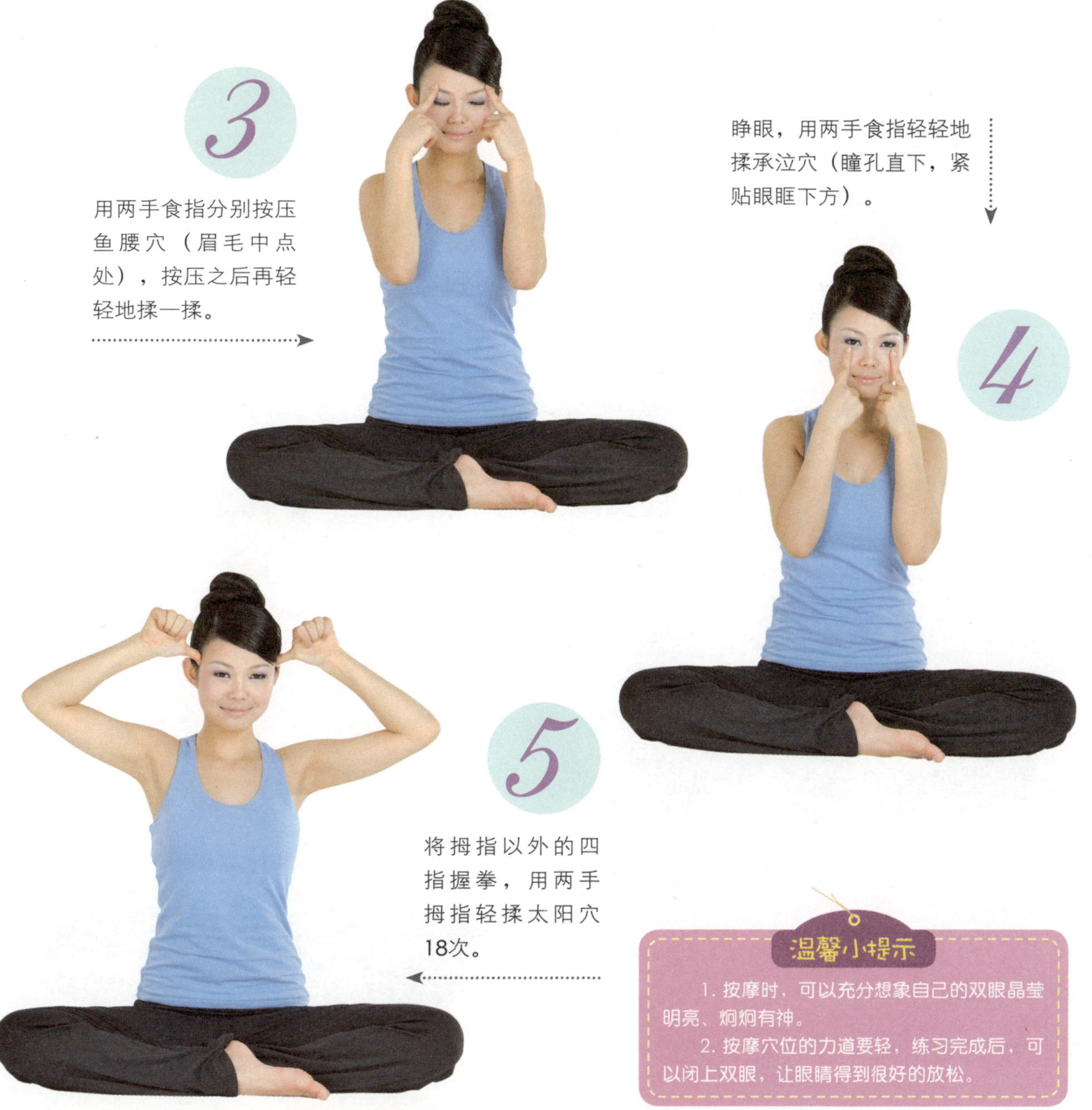

3

用两手食指分别按压鱼腰穴（眉毛中点处），按压之后再轻轻地揉一揉。

4

睁眼，用两手食指轻轻地揉承泣穴（瞳孔直下，紧贴眼眶下方）。

5

将拇指以外的四指握拳，用两手拇指轻揉太阳穴18次。

温馨小提示

1. 按摩时，可以充分想象自己的双眼晶莹明亮、炯炯有神。

2. 按摩穴位的力道要轻，练习完成后，可以闭上双眼，让眼睛得到很好的放松。

眼保健功

健身功效

此动作有舒缓眼球紧张和消除视疲劳的作用，能使双眼明亮有神。

重复次数 1次

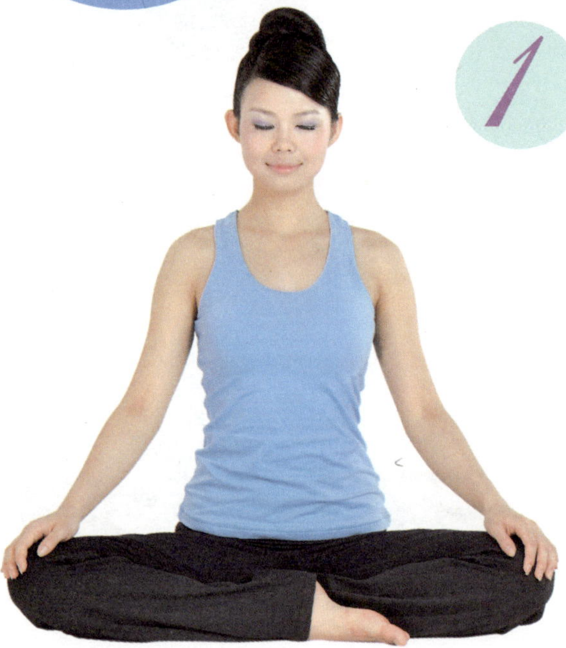

1

盘坐在垫子上，上身挺直，双手轻轻放在双膝上，闭上双眼，深深吸一口气，然后慢慢吐出。

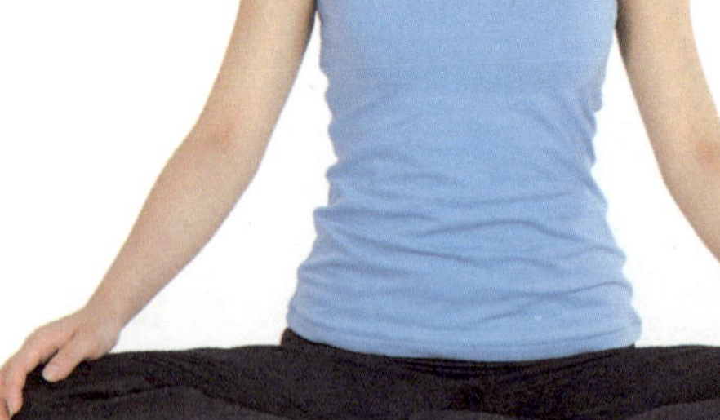

2

双眼看向鼻尖，同时眨眼20次左右。

温馨小提示

1. 练习的过程中要始终保持均匀呼吸，不能屏气。

2. 眼睛向下、左、右看的动作的时间可以适当延长。

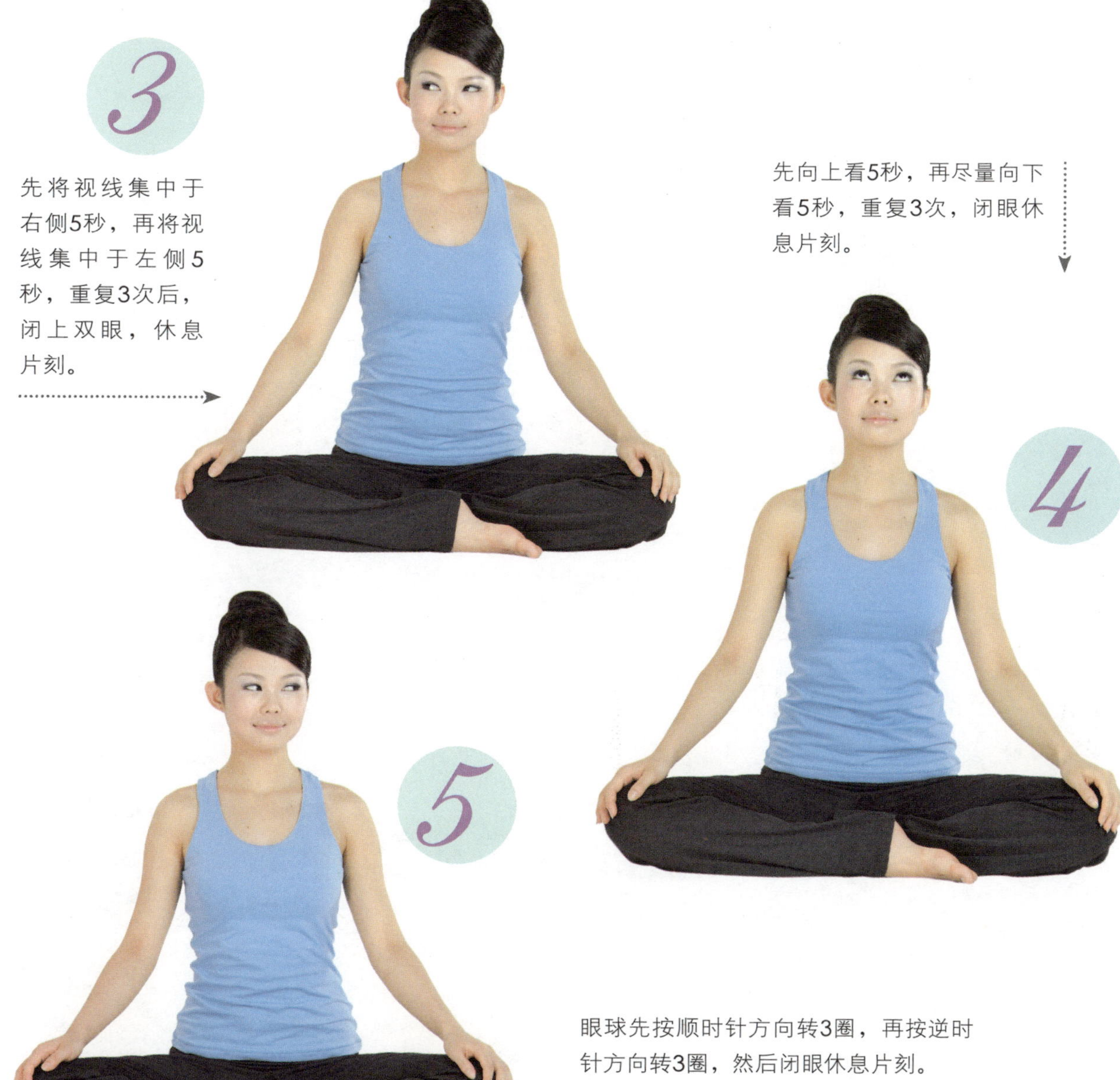

3

先将视线集中于右侧5秒，再将视线集中于左侧5秒，重复3次后，闭上双眼，休息片刻。

4

先向上看5秒，再尽量向下看5秒，重复3次，闭眼休息片刻。

5

眼球先按顺时针方向转3圈，再按逆时针方向转3圈，然后闭眼休息片刻。

Yoga

腿脚酸胀

久坐不动，腿脚容易酸胀麻木，严重时还会出现下肢静脉曲张。瑜伽中有些锻炼腿部的体式，能增强腿部血液循环及下半身柔韧性，避免出现腿脚酸胀。

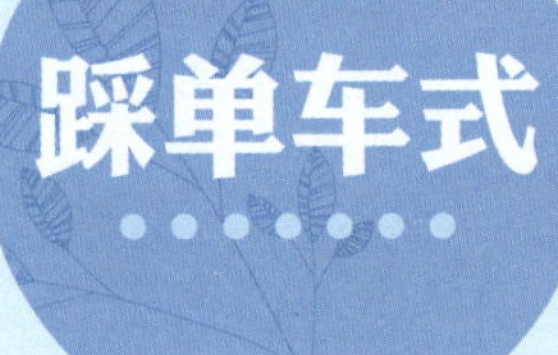

踩单车式

健身功效

1. 增强腿部血液循环，缓解由于风湿引起的腿部疼痛和酸胀感。
2. 消耗全身热量，锻炼腿部肌肉。

重复次数 6次

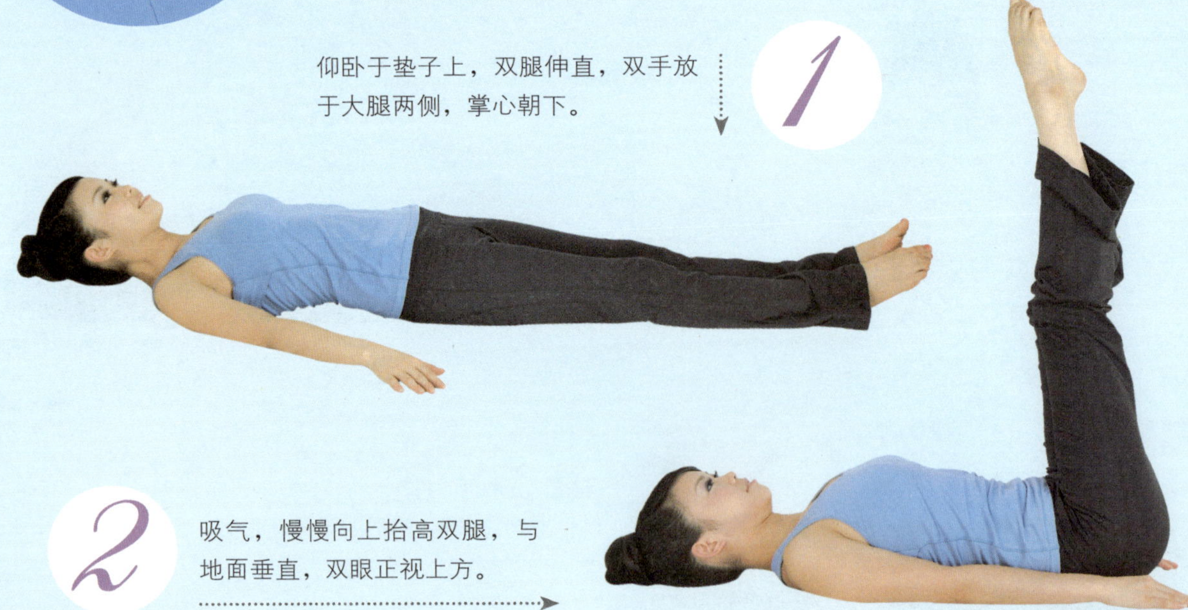

1 仰卧于垫子上，双腿伸直，双手放于大腿两侧，掌心朝下。

2 吸气，慢慢向上抬高双腿，与地面垂直，双眼正视上方。

3

右腿屈膝，双腿一前一后开始踩动，如同蹬自行车一样。

4

顺时针蹬6～12圈后，继续逆时针练习。运动过程中，保持平稳的呼吸。

5

双腿保持匀速地蹬自行车，感觉双腿有些酸痛时停止练习，然后慢慢放松。

温馨小提示

练习中，上半身始终保持不动，手臂在两侧贴于地面。蹬自行车时，尽量加大动作的力度，伸腿时应尽量伸直，屈腿时要向腹部靠拢。

健身功效

1. 锻炼腿部的肌肉，拉抻了大腿和小腿的韧带，缓解腿部的酸胀。
2. 此姿势能缓解脚跟疼痛和僵硬感。

重复次数 5次

取金刚坐姿，双臂放在身体两侧，双眼正视前方。

2

调整呼吸，身体向前倾斜，臀部离开脚后跟，大腿与小腿垂直，手心贴垫面，眼睛望着地面。

贴地！小腿与脚背绷直，贴在垫子上。

伸直！双臂伸直，帮助支撑身体重量。

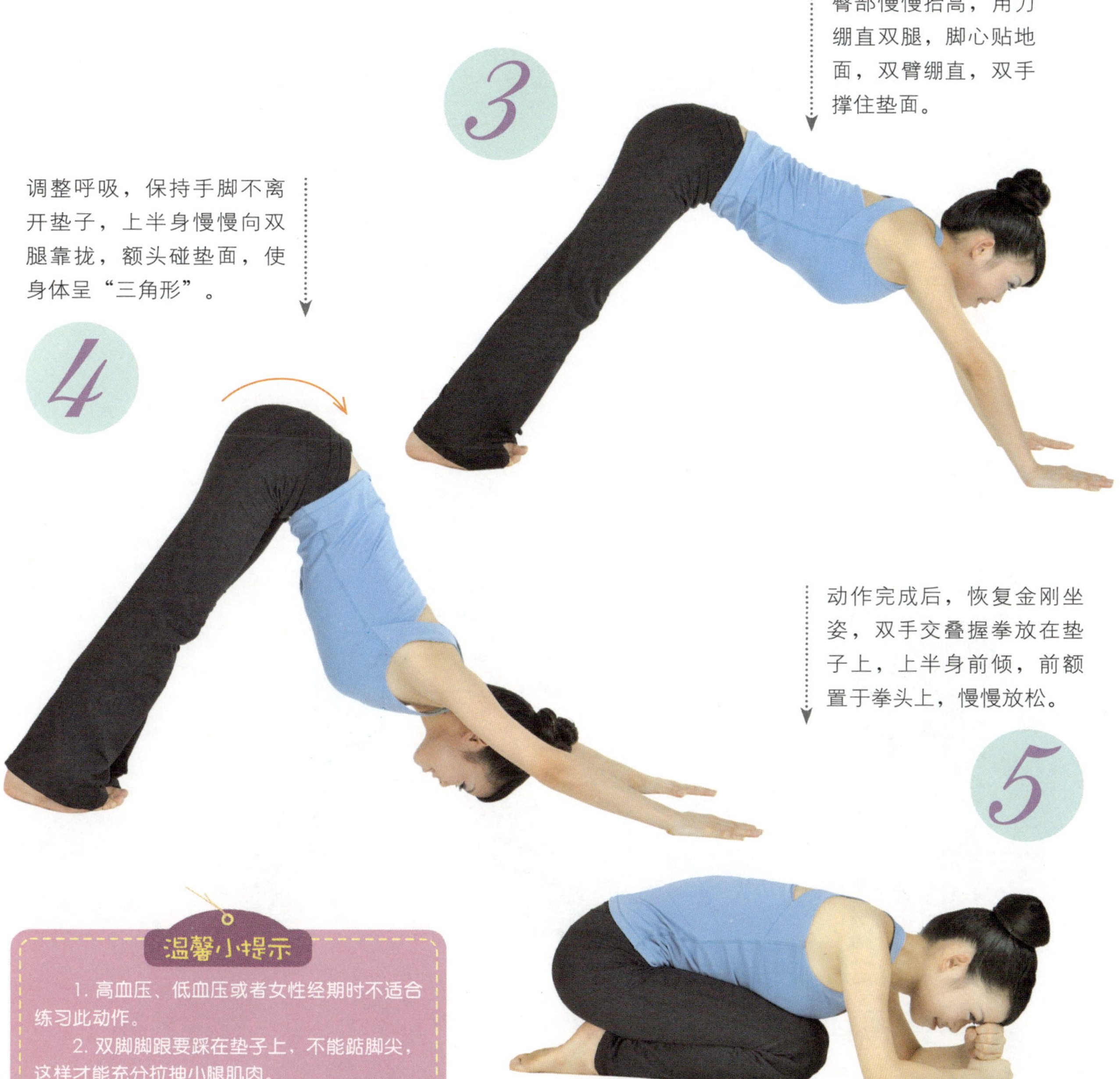

3 臀部慢慢抬高，用力绷直双腿，脚心贴地面，双臂绷直，双手撑住垫面。

4 调整呼吸，保持手脚不离开垫子，上半身慢慢向双腿靠拢，额头碰垫面，使身体呈“三角形”。

5 动作完成后，恢复金刚坐姿，双手交叠握拳放在垫子上，上半身前倾，前额置于拳头上，慢慢放松。

温馨小提示

1. 高血压、低血压或者女性经期时不适合练习此动作。

2. 双脚脚跟要踩在垫子上，不能踮脚尖，这样才能充分拉抻小腿肌肉。

蹲式

健身功效

1. 加强脚踝、膝盖、两大腿内侧的柔韧性，让身体平衡得到强化。
2. 锻炼了子宫处的肌肉，让骨盆处血液循环旺盛，减少痛经的发生。

重复次数 4次

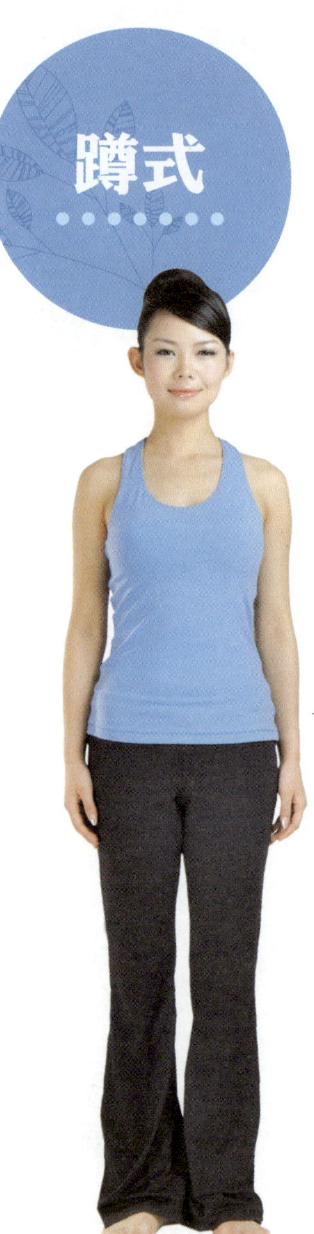

1

挺直腰背站立，双手放于身体两侧，眼睛正视前方。

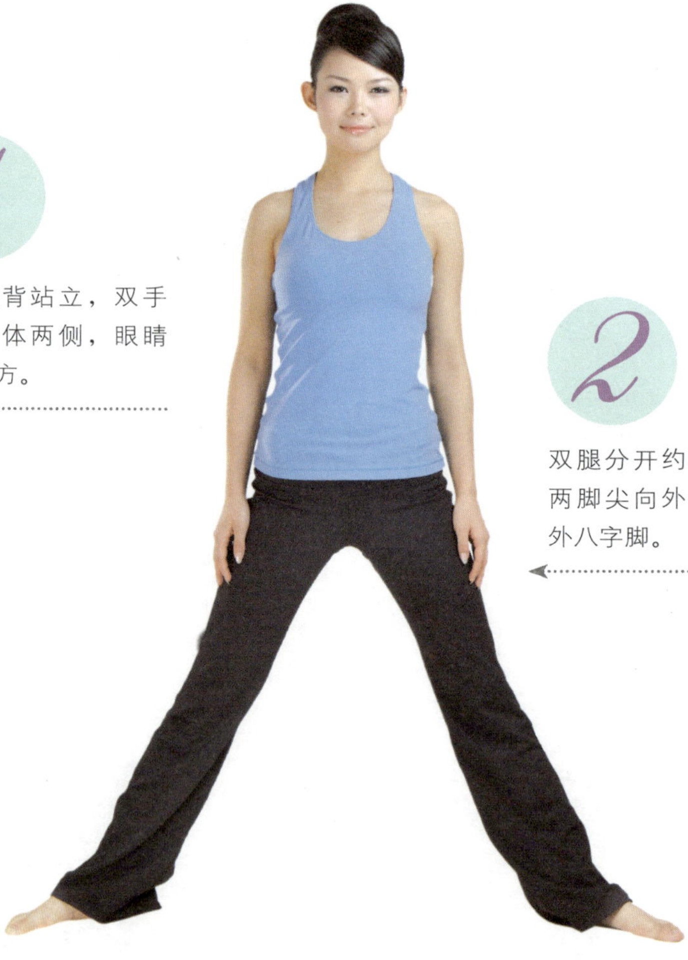

2

双腿分开约两肩宽，两脚尖向外，类似于外八字脚。

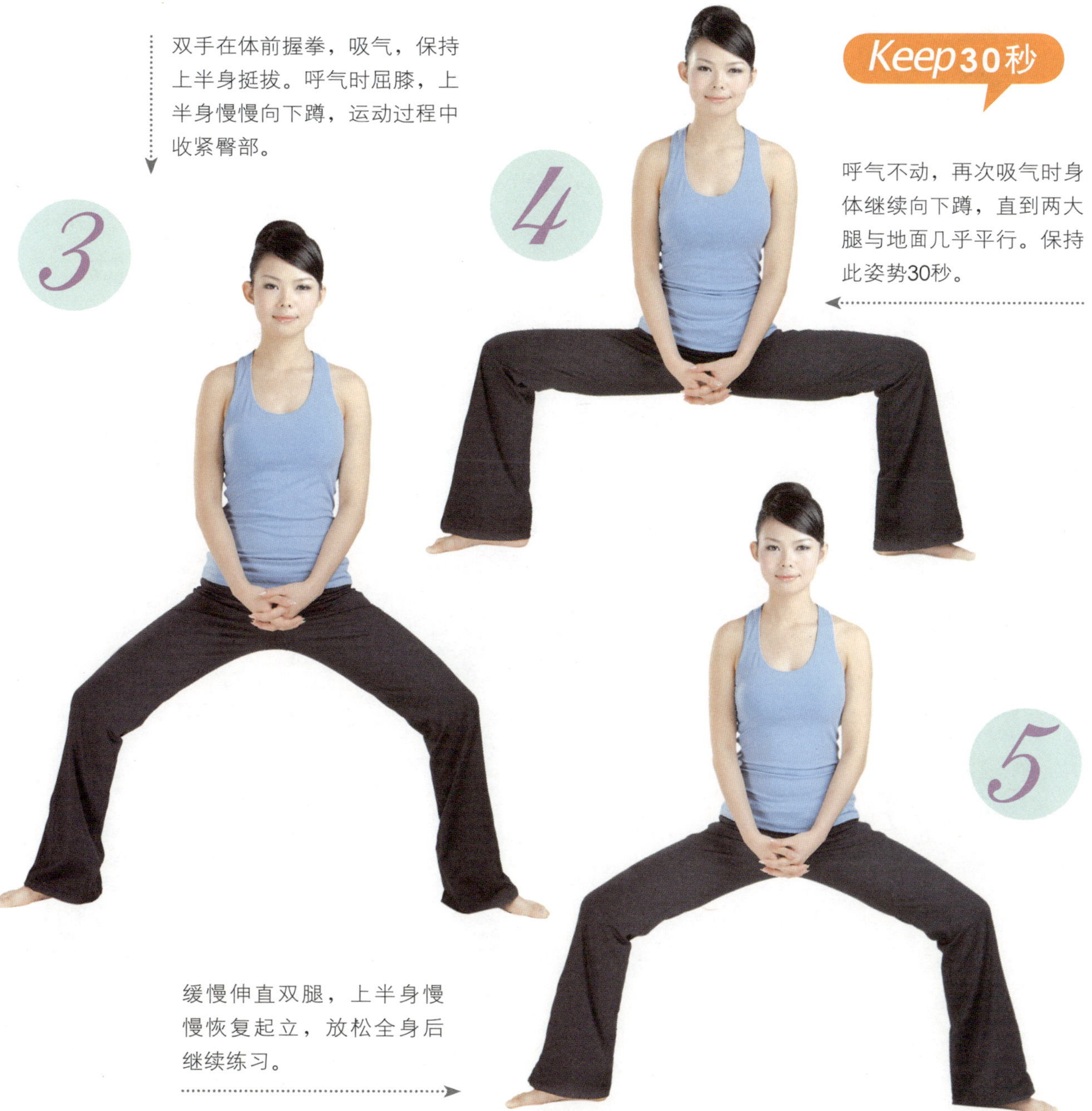

双手在体前握拳，吸气，保持上半身挺拔。呼气时屈膝，上半身慢慢向下蹲，运动过程中收紧臀部。

呼气不动，再次吸气时身体继续向下蹲，直到两大腿与地面几乎平行。保持此姿势30秒。

缓慢伸直双腿，上半身慢慢恢复起立，放松全身后继续练习。

树式

健身功效

1. 锻炼全身各个关节，促进腿、脚部位的血液循环，消除酸胀感。
2. 增强大小腿的力量，提高身体平衡能力。

重复次数 双腿轮换，重复3次

1

站立在垫子上，弯曲右膝，将右脚跟放在左大腿上，右脚脚心朝外。将身体重心放在左腿，左脚紧紧抓住垫面，保持身体平衡。

Keep30秒

2

双手在头顶上方合十，双臂慢慢向后展，胸部向前扩展，想象双臂就像树枝一样不断向上“生长”。保持此姿势30秒，慢慢换另一侧继续练习。

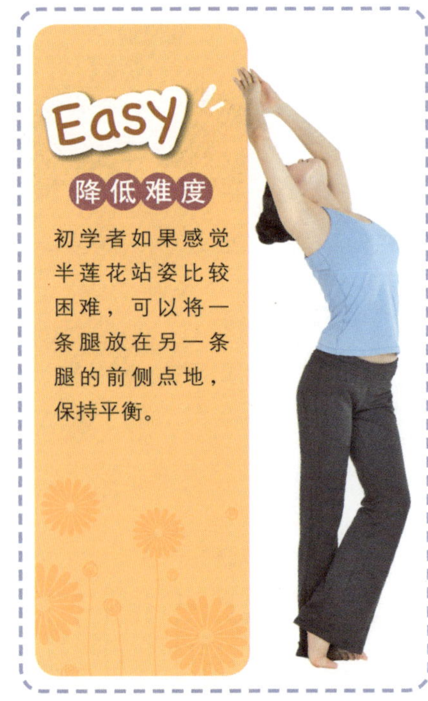

Easy 降低难度

初学者如果感觉半莲花站姿比较困难，可以将一条腿放在另一条腿的前侧点地，保持平衡。

神猴哈努曼式

健身功效

1. 促进小腿、大腿和髋部的血液循环，缓解腿部酸胀。
2. 可预防和辅助治疗坐骨神经痛。

重复次数 5次

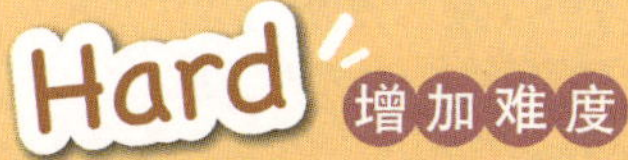

有瑜伽基础的人可以将双臂向上伸展，双手在头顶上方合十，充分拉伸双臂和肩部。

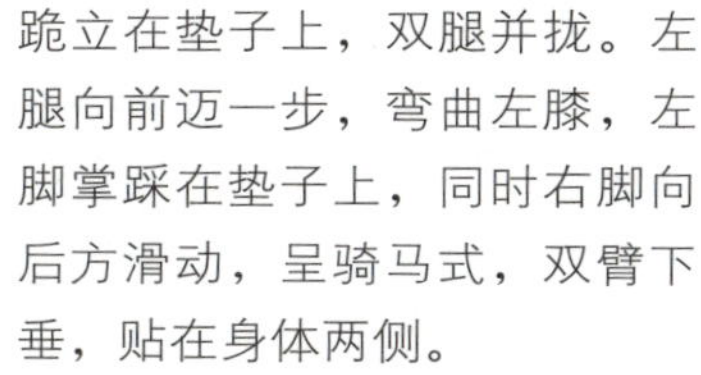

1

跪立在垫子上，双腿并拢。左腿向前迈一步，弯曲左膝，左脚掌踩在垫子上，同时右脚向后方滑动，呈骑马式，双臂下垂，贴在身体两侧。

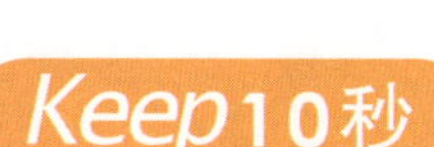

2

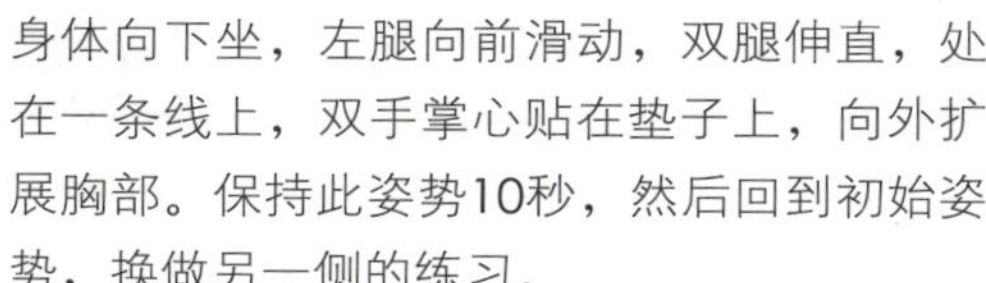

身体向下坐，左腿向前滑动，双腿伸直，处在一条线上，双手掌心贴在垫子上，向外扩展胸部。保持此姿势10秒，然后回到初始姿势，换做另一侧的练习。

Yoga

关节僵硬

瑜伽体式对于全身的各个关节有很好的锻炼作用，能强化关节的柔韧性，消除关节僵硬，避免运动拉伤。坚持锻炼，还能预防关节炎。

上直角式

健身功效

1. 此动作对脊柱有很好的按摩作用，避免脊柱关节过于僵硬。
2. 伸展膝关节，使双膝更为灵活。

重复次数 3次

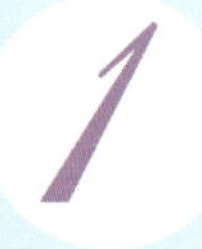

将垫子放在墙边，仰卧在垫子上，双腿并拢向前伸直。

借助腰腹的力量，将双腿抬高与地面呈90°，双腿贴在墙壁上，尽量将双腿伸直，膝关节要充分展开。保持这个姿势30秒后，慢慢放下双腿。

Keep 30秒

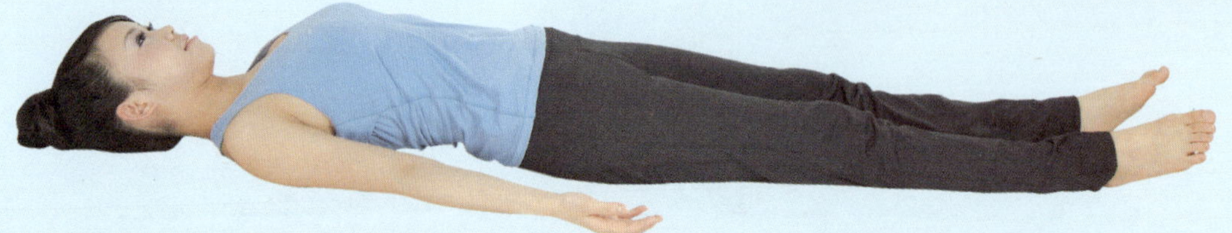

半莲花站立前屈式

健身功效

1. 此动作对全身的关节都有很好的伸展效果，尤其是膝关节、踝关节和肩关节，可改善关节僵硬。
2. 锻炼了身体的平衡性。

重复次数 双腿轮换，重复4次

Keep 30秒

挺直腰背站立，弯曲右腿，将右脚脚掌放到左大腿上，越高越好，右膝指向地面。

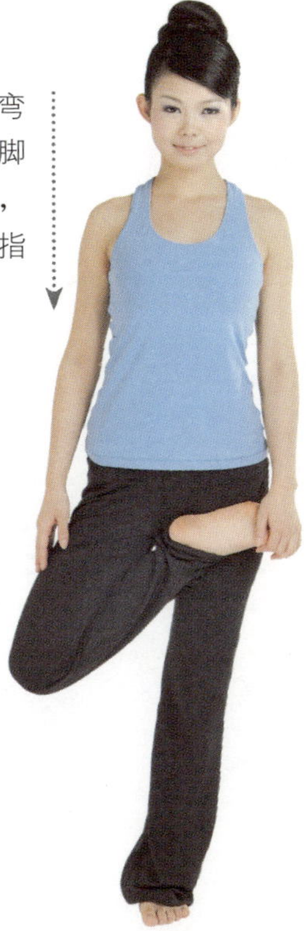

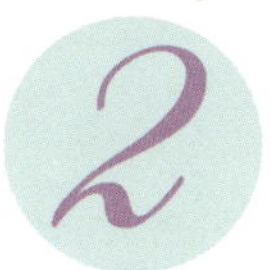

调整呼吸，双手向上伸展，在头顶上方合十，身体向上伸展。

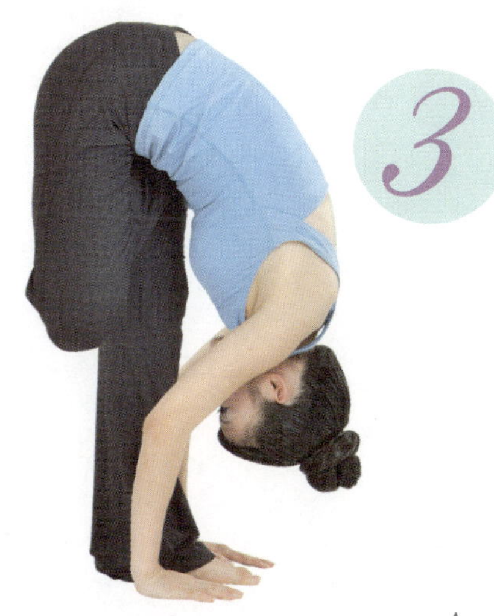

身体慢慢向前屈，弯曲背部，胸部贴近左大腿，手臂自然垂下，手心贴在垫子上。

温馨小提示

此姿势对平衡性要求很高，练习过程中一定要保持动作的协调性，俯身下屈时，左腿支撑着全身的重量，注意不要晃动。

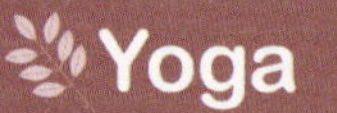

便秘

不用吃药，通过瑜伽练习也能解决便秘问题。瑜伽中有些滋养腹部、按摩内脏的体式，能帮助你排出毒素，治疗便秘。配合瑜伽饮食习惯，也能预防便秘。

卧十字式

健身功效

1. 按摩、挤压腹内器官，有助于促进消化功能，清洁肠道，从而消除便秘。
2. 此动作能活跃中枢神经，保持情绪稳定，提高自信心。

重复次数 双腿轮换，重复3次

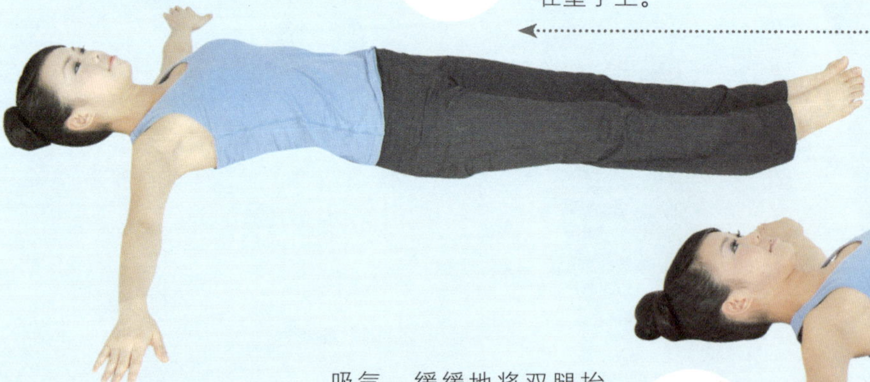

1 仰卧在垫子上，双腿并拢向前伸直，双臂向身体两侧伸直，掌心贴在垫子上。

2 吸气，缓缓地将双腿抬高与地面呈90°，眼睛注视着双脚。

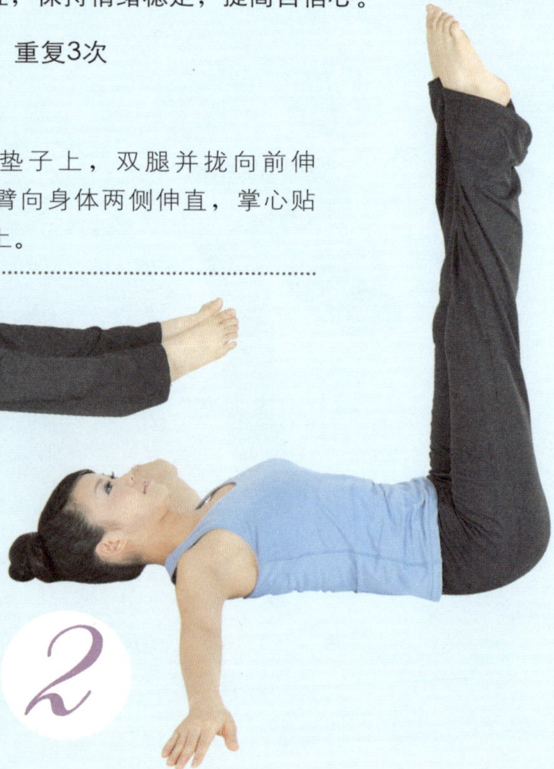

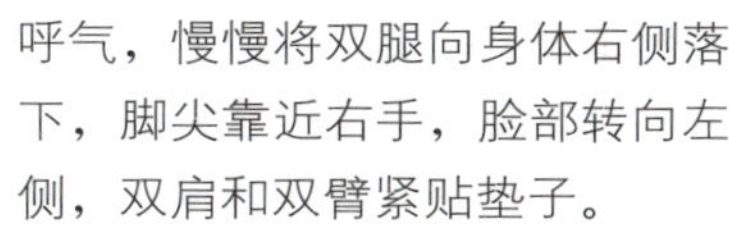

呼气，慢慢将双腿向身体右侧落下，脚尖靠近右手，脸部转向左侧，双肩和双臂紧贴垫子。

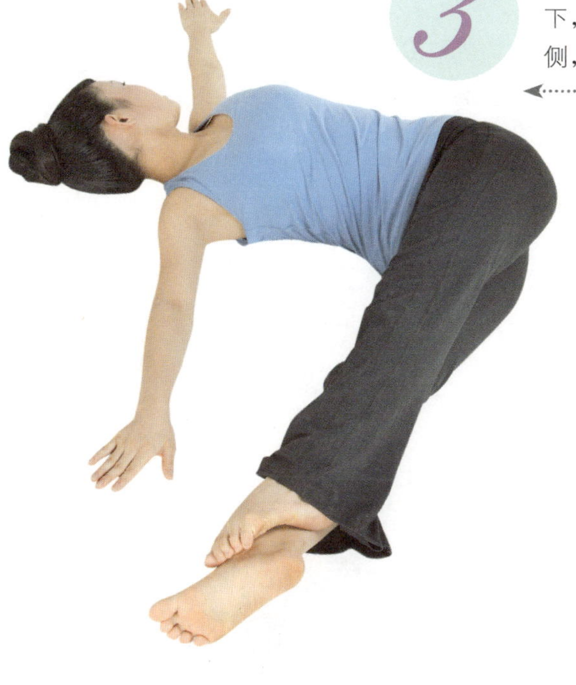

4

吸气，双腿抬起恢复中位，再慢慢向身体左侧落下，脚尖靠近左手，脸部转向右侧。

下半身恢复正中位置，两腿弯曲到腹部，双手环抱住膝盖，头部向上抬，贴近膝盖，彻底放松紧张的肌肉。

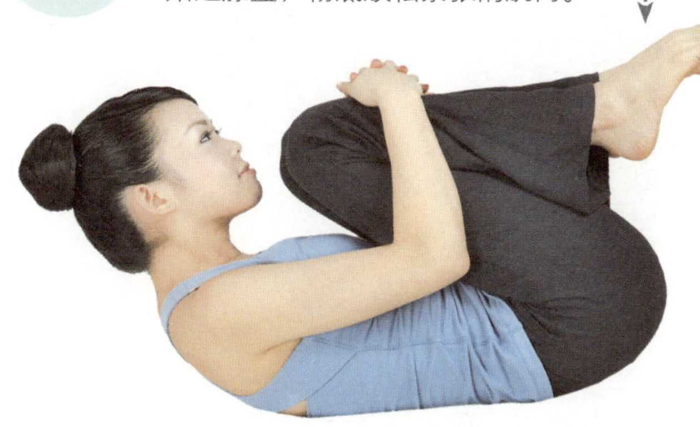

温馨小提示

1. 练习时一定要收紧腹部肌肉，充分挤压腹部。同时要保持双臂紧贴在垫子上，可以增强对腹部的锻炼。

2. 此式还有提高自信心、纤腰、收紧臀部和大腿肌肉的效果。

摩天式

健身功效

1. 此动作有助于增强消化系统的功能，治疗便秘。
2. 充分拉抻脊柱，有防治脊椎病、消除腰背疼痛的作用。

重复次数 5次

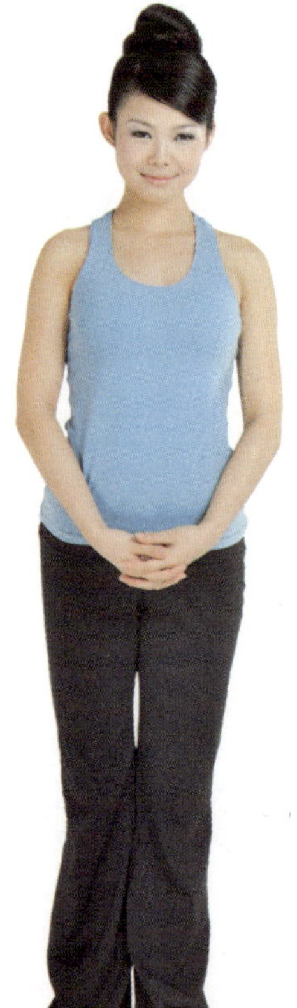

站立在垫子上，两腿并拢，双手在体前交握。

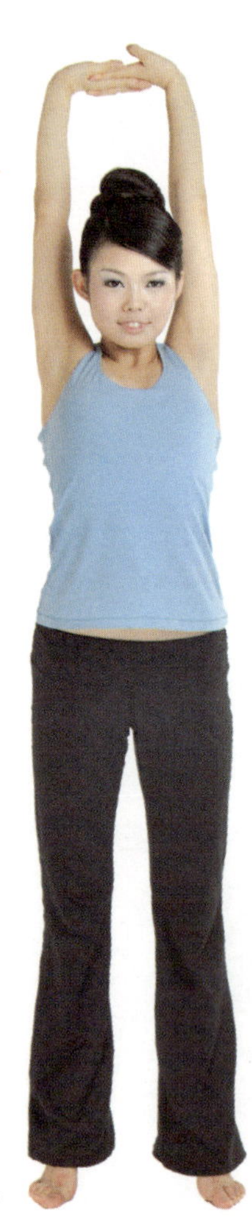

吸气，双臂向头顶上方伸展，翻转手掌，掌心朝上。脚跟上提，手臂带动上身向上伸展，踮起脚跟。

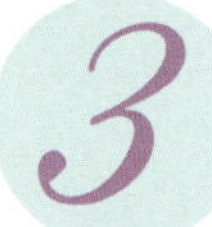

呼气，脚跟落回垫子。继续踮脚尖，保持脚尖着地的姿势，向前走动数秒，慢慢放下手脚，放松身体。

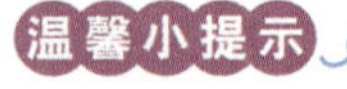

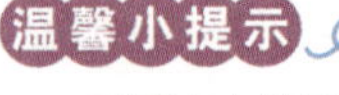

温馨小提示

手臂向上伸展时，最好向内缩短两臂间的距离，脚跟尽量向上抬起。

肩倒立式

健身功效

1. 肩部倒立使身体重心发生变化，影响到腹部器官，使肠道蠕动自如，消除便秘。
2. 缓解月经失调和贫血。

重复次数 3次

1 全身放松，仰卧地面，两腿并拢伸直，两脚跟相靠，两臂在身体两侧自然打开，掌心向下。

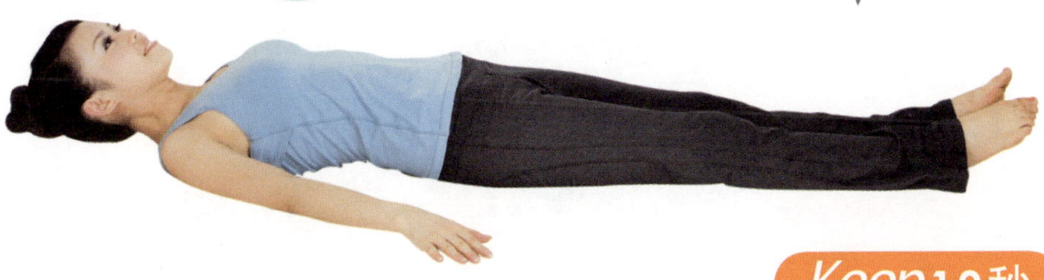

2 两手按住地面，双腿慢慢抬高呈90°，然后向头部方向伸展，两脚尖在头顶前方着地。

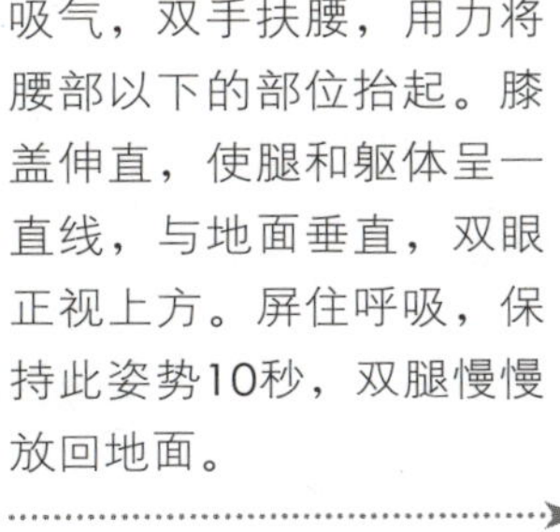

Keep 10秒

3 吸气，双手扶腰，用力将腰部以下的部位抬起。膝盖伸直，使腿和躯体呈一直线，与地面垂直，双眼正视上方。屏住呼吸，保持此姿势10秒，双腿慢慢放回地面。

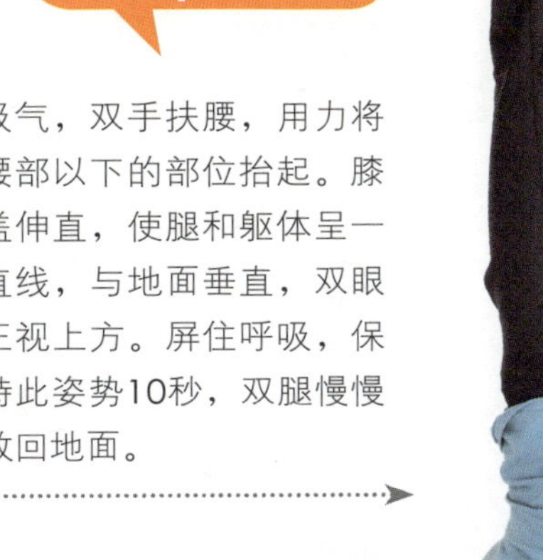

单腿侧伸展式

健身功效

1. 强化内脏器官，促进消化功能，预防便秘。
2. 灵活肩膀、髋部、膝盖和脚踝关节，增强腿部柔韧性，消除腰部多余脂肪。

重复次数 双腿轮换，重复3次

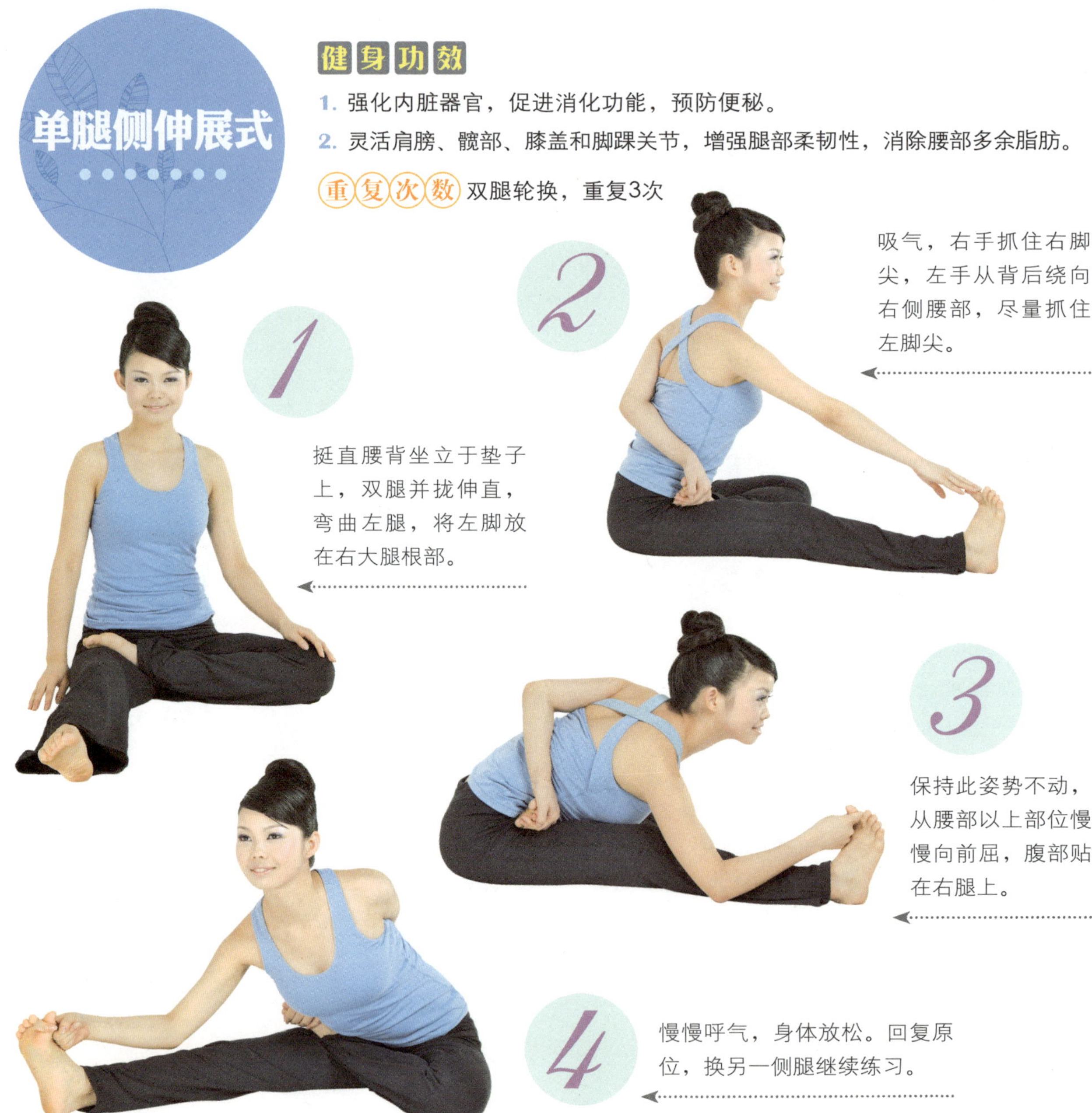

1 挺直腰背坐立于垫子上，双腿并拢伸直，弯曲左腿，将左脚放在右大腿根部。

2 吸气，右手抓住右脚尖，左手从背后绕向右侧腰部，尽量抓住左脚尖。

3 保持此姿势不动，从腰部以上部位慢慢向前屈，腹部贴在右腿上。

4 慢慢呼气，身体放松。回复原位，换另一侧腿继续练习。

上犬式

健身功效

1. 伸展脊柱，加强骨盆腔内的血液循环，缓解坐骨神经痛。
2. 改善消化系统功能，治疗便秘。

重复次数 3次

俯卧在垫子上，双腿并拢，两脚稍分开，两手放在肩膀下面，手指指向前方。

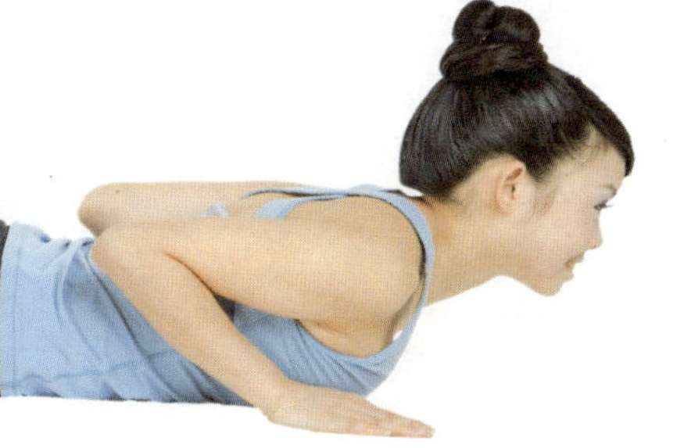

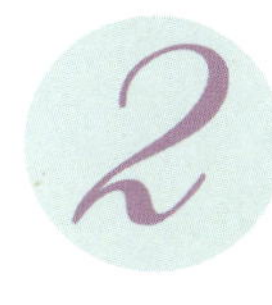

吸气，慢慢抬高身体和头部，完全伸直手臂，让膝盖离开垫子，上半身、大腿、小腿应完全地伸展，重心放在手掌和脚背。保持这个姿势30秒，做深而长的呼吸。

Keep 30秒

温馨小提示

练习时一定要循序渐进，不可用力过猛，上半身应保持平稳的呼吸，慢慢向上抬起，否则容易拉伤手臂，且达不到锻炼效果。

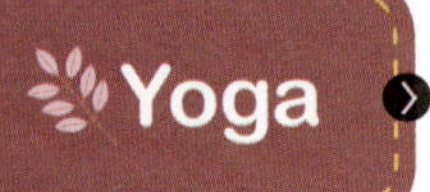

困倦疲乏

长时间忙碌或者失眠，都会导致身体处于困倦疲乏状态。瑜伽神奇的呼吸法和许多体式都能帮助身体完全放松，缓解疲劳，恢复神采奕奕的精神状态。

摇摆式

健身功效

1. 有助于消除由神经紧张引起的疲劳。
2. 增加血液循环，放松背部肌肉，排出腹中废气，按摩和强健髋部和臀部。

重复次数 8～10次

1 仰卧在垫子上，全身放松，双腿并拢伸直，双臂自然放在体侧，掌心向下。

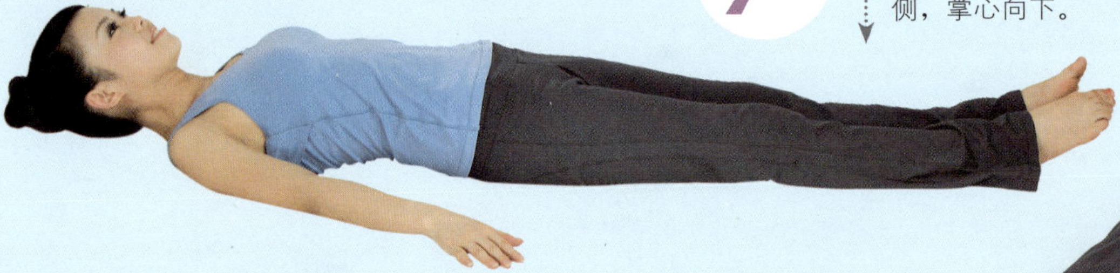

2 吸气，弯曲双腿，小腿肚尽量靠近大腿后侧，双手抱着大腿上部，十指交叉，将大腿压向胸部。

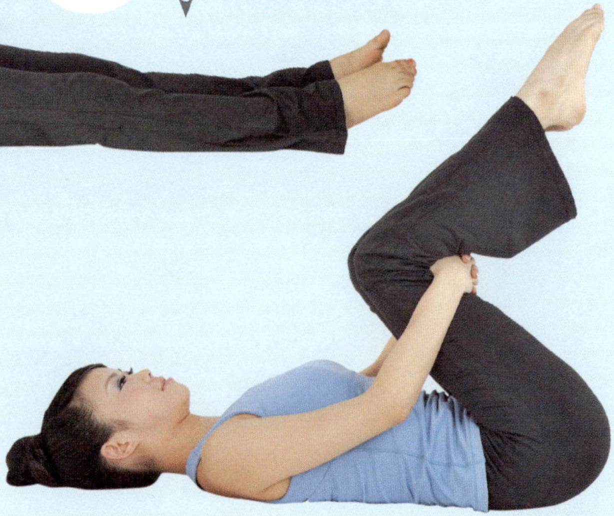

3

呼气，抬头，尽力往上挺背，身体向前俯身，背部离开垫子，仅臀部着地。

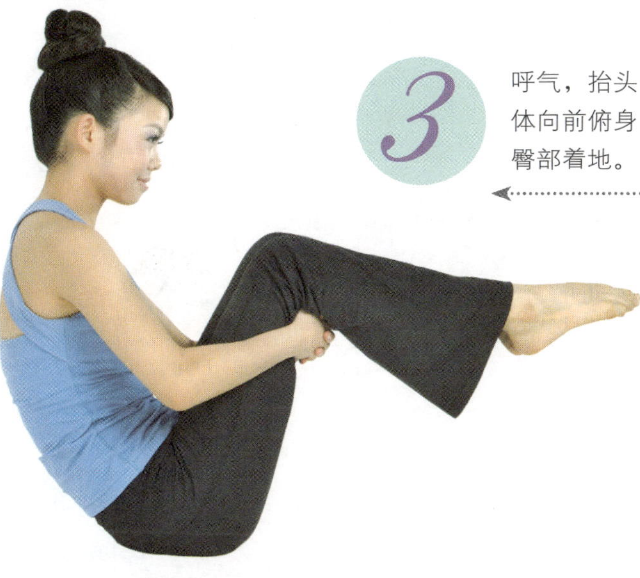

4

身体继续向前屈身，如同跷跷板一样，开始前后摇摆。

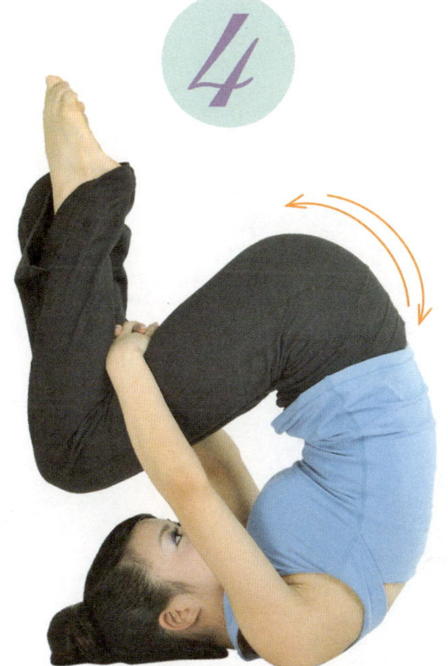

5

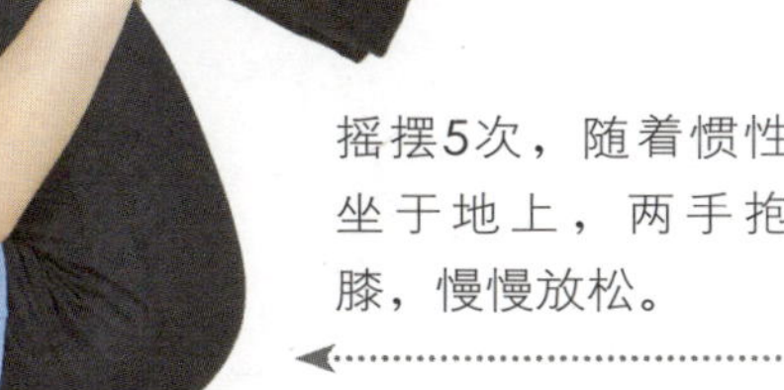

摇摆5次，随着惯性坐于地上，两手抱膝，慢慢放松。

温馨小提示

1. 向后摇摆时，动作要轻缓，避免将头部压伤。

2. 摇摆的次数可依据自己的体质来决定，初学者完成两三次摇摆后，要学会放松。

鸽子式

健身功效

1. 促进全身血液循环和新陈代谢，有利于缓解身心疲劳。
2. 能够刺激膝部、腰部、肩部，柔软各关节，并有助于调节血糖浓度。

重复次数 左右轮换，重复3次

挺直腰背坐在垫子上，双腿并拢伸直，双手放于身体两侧。

背部要始终保持直立，头部也要向上抬高，增强对身体的拉抻。

右腿向右侧伸直，与肩平行；弯曲左膝，左脚跟抵住会阴处。左手放在左膝上，右手伸直，放在右腿膝盖外侧。

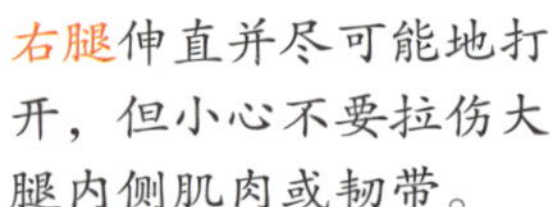

右腿伸直并尽可能地打开，但小心不要拉伤大腿内侧肌肉或韧带。

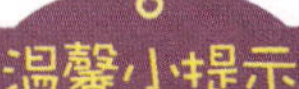

温馨小提示

此式能促进女性激素分泌，强化腿肌，防止臀部下垂，塑造出完美身材，对身体按摩更加强烈。

吸气，弯曲右腿，使膝盖着地，弯曲右手手肘，用手肘内侧揽住右脚背。左手绕过头顶与右手相握，头部稍微向左转，保持此姿势15秒。

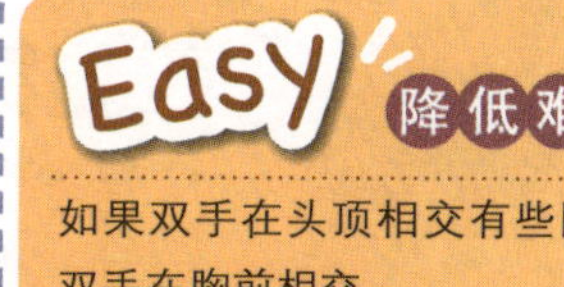

如果双手在头顶相交有些困难，可以将双手在胸前相交。

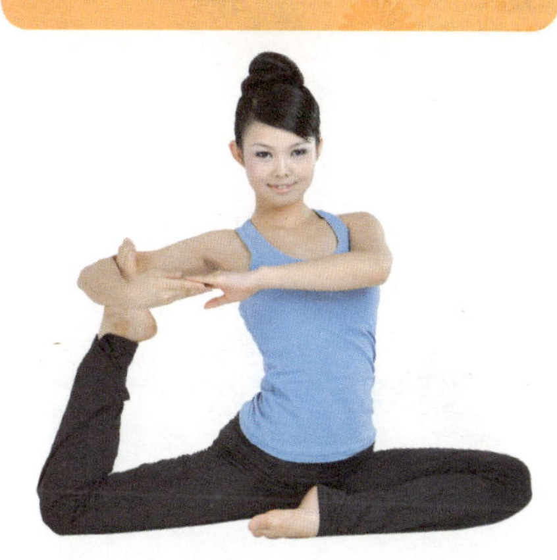

分开的两腿能够收缩腿部肌肉，让血液在骨盆充分回流，慢慢充溢全身。

慢慢放下双手和右脚。休息片刻，做另一侧的练习。

铲斗式

健身功效

1. 使头脑清醒，消除因缺乏运动以及血液循环不畅引起的疲劳。
2. 滋养脊柱神经，刺激腹内器官，使身体充满活力。

重复次数 3次

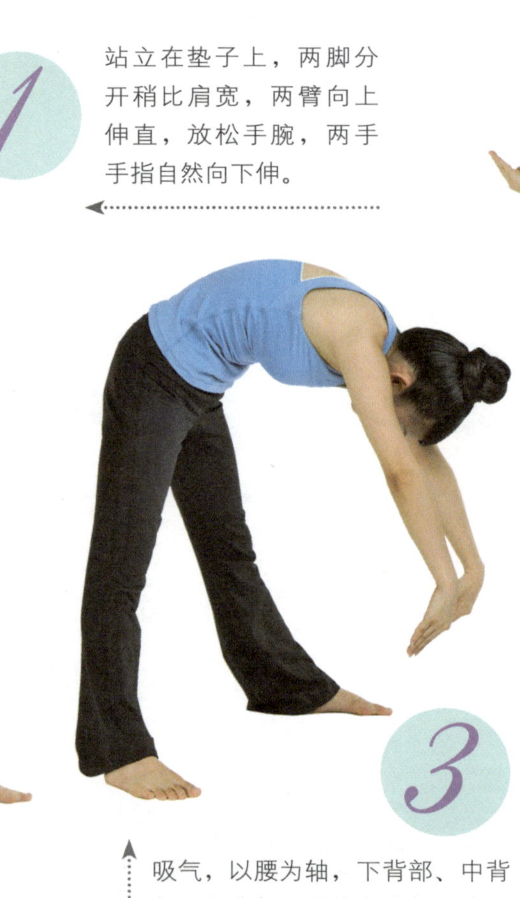

1 站立在垫子上，两脚分开稍比肩宽，两臂向上伸直，放松手腕，两手手指自然向下伸。

2 深深吸气，呼气时以腰为轴，上半身快速向下落，腰部带动两臂在两腿之间像掘土一样，前后摆动6次。

3 吸气，以腰为轴，下背部、中背部、上背部、颈椎和头部依次向上抬起，恢复到初始姿势。

温馨小提示

患有高血压、低血压、眩晕症的人，以及头部受过伤害的人不能练习这个姿势。此外，女性经期也不适合练习此式。

健身功效

1. 有助于消除疲劳，使人感到头脑轻松清爽，精力充沛。
2. 有助于矫正脊柱关节错位，增强脊柱区域的血流供应，滋养脊柱神经。

重复次数 3～5次

1 俯卧在垫子上，双腿并拢，双手放在身体两侧，手心向下，下巴靠在垫子上。

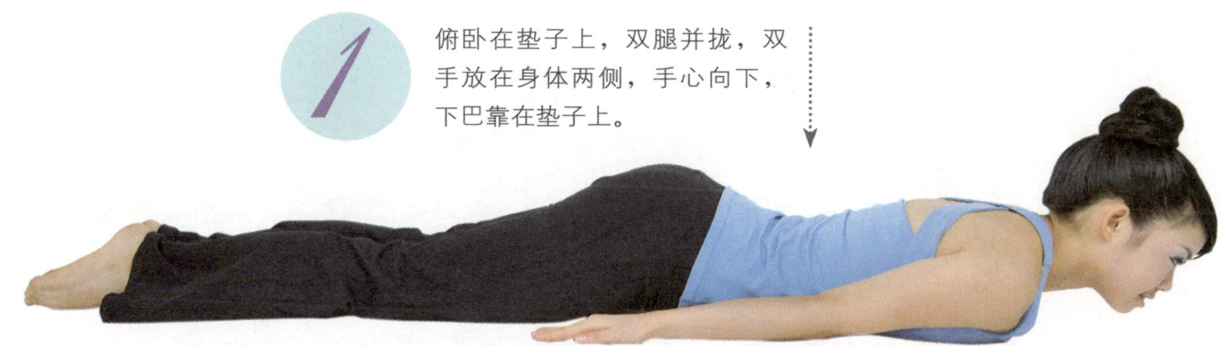

2 吸气，双手在胸前并拢弯曲，双肘着地，两手腕相对，手指向外打开，将下巴放在手心内。

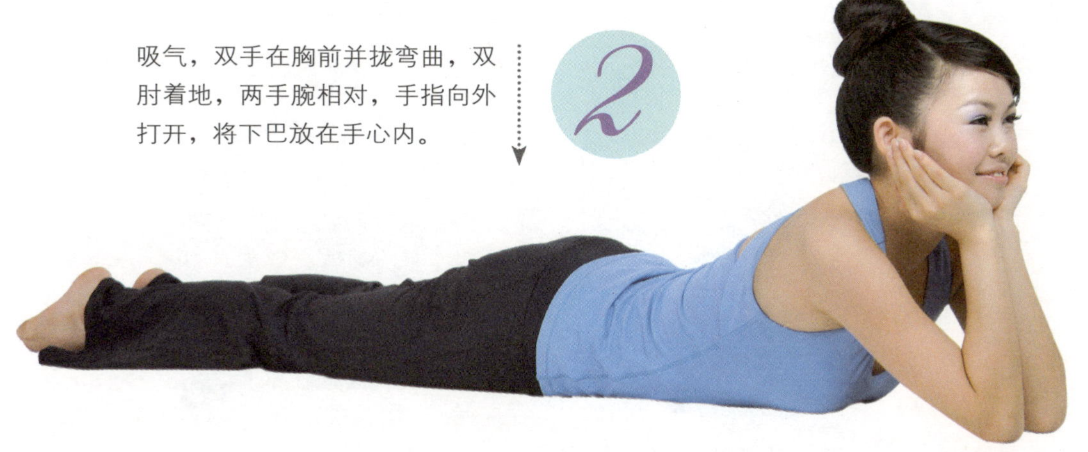

Yoga

心慌紧张

瑜伽体式中包含了对形体的锻炼，也包括对心灵的修炼。它能使人们的心灵逐渐趋于平和，让身心处于舒缓愉悦的状态，调节压力与紧张。

鹤禅式

健身功效

1. 加强人的平衡与协调能力，调节神经系统，舒缓紧张情绪，放松身心。
2. 锻炼双臂和手腕的肌肉，调节身体的协调性。

重复次数 2次

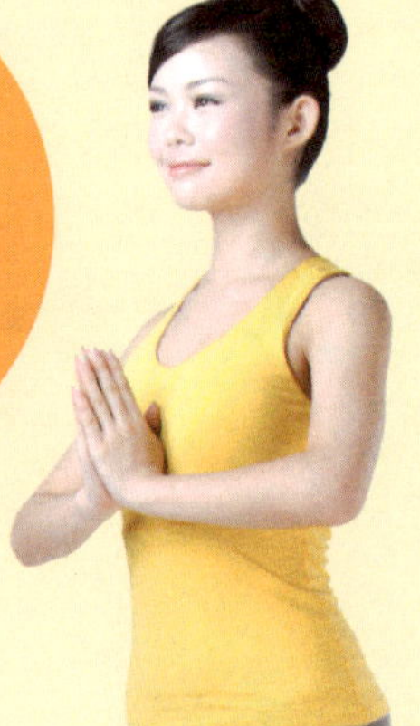

1 挺直腰背站在垫子上，双手在胸前合掌，双眼正视前方。

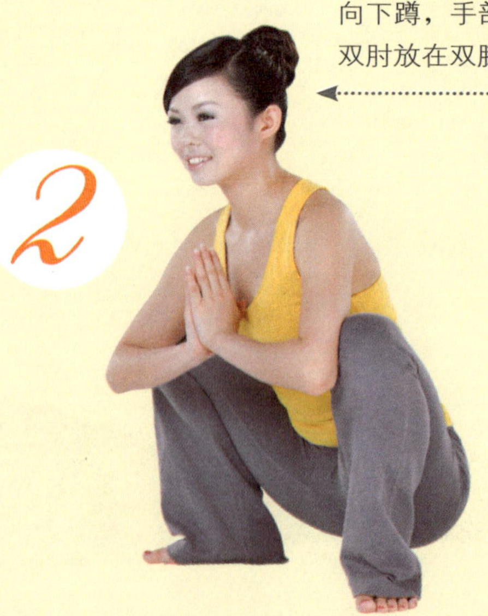

2 双腿稍微分开，身体慢慢向下蹲，手部姿势不动，双肘放在双膝内侧。

3

吸气，用力向两侧撑开双肘，使双膝打开，双臂下垂，手心贴垫子，踮起脚跟，双眼平视前方。

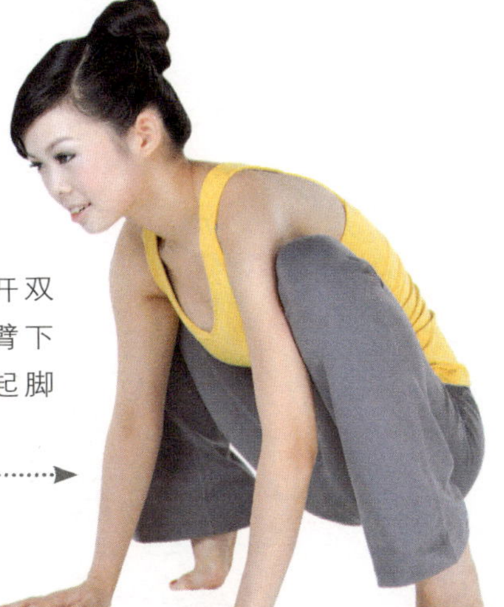

4

呼气，身体向前倾，双肘贴向双膝，膝盖窝顶着腋窝，臀部翘起，身体的重量靠在手心和脚尖。

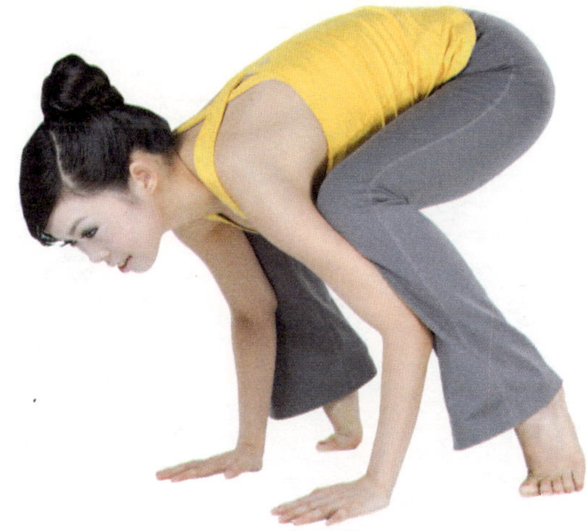

Keep 10秒

5

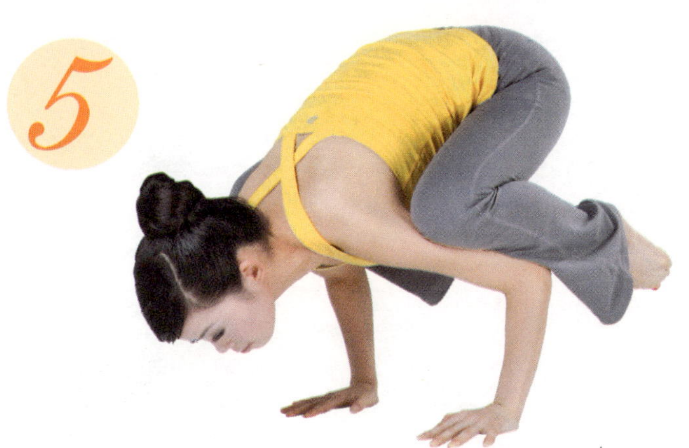

吸气，头和上背尽量向前伸展，顺势抬起双脚离开地面，以双臂支撑全身重量。然后呼气，保持此姿势10秒，慢慢放松。

温馨小提示

很多练习者认为练习鹤禅式需要很强的手臂力量，其实身体的控制能力和各肌肉群的配合起到决定性的作用，其中腰腹的力量也事关重要，包括手指的用力、肩膀的角度，呼吸的配合。一个看似困难的动作，用正确的方法练习，准确地理解动作，能够很大程度地提高练习效率。

三角扭转式

健身功效

此动作能促进血液循环，舒缓压力和紧张，使人逐渐恢复平静。

重复次数 双腿轮换，重复2次

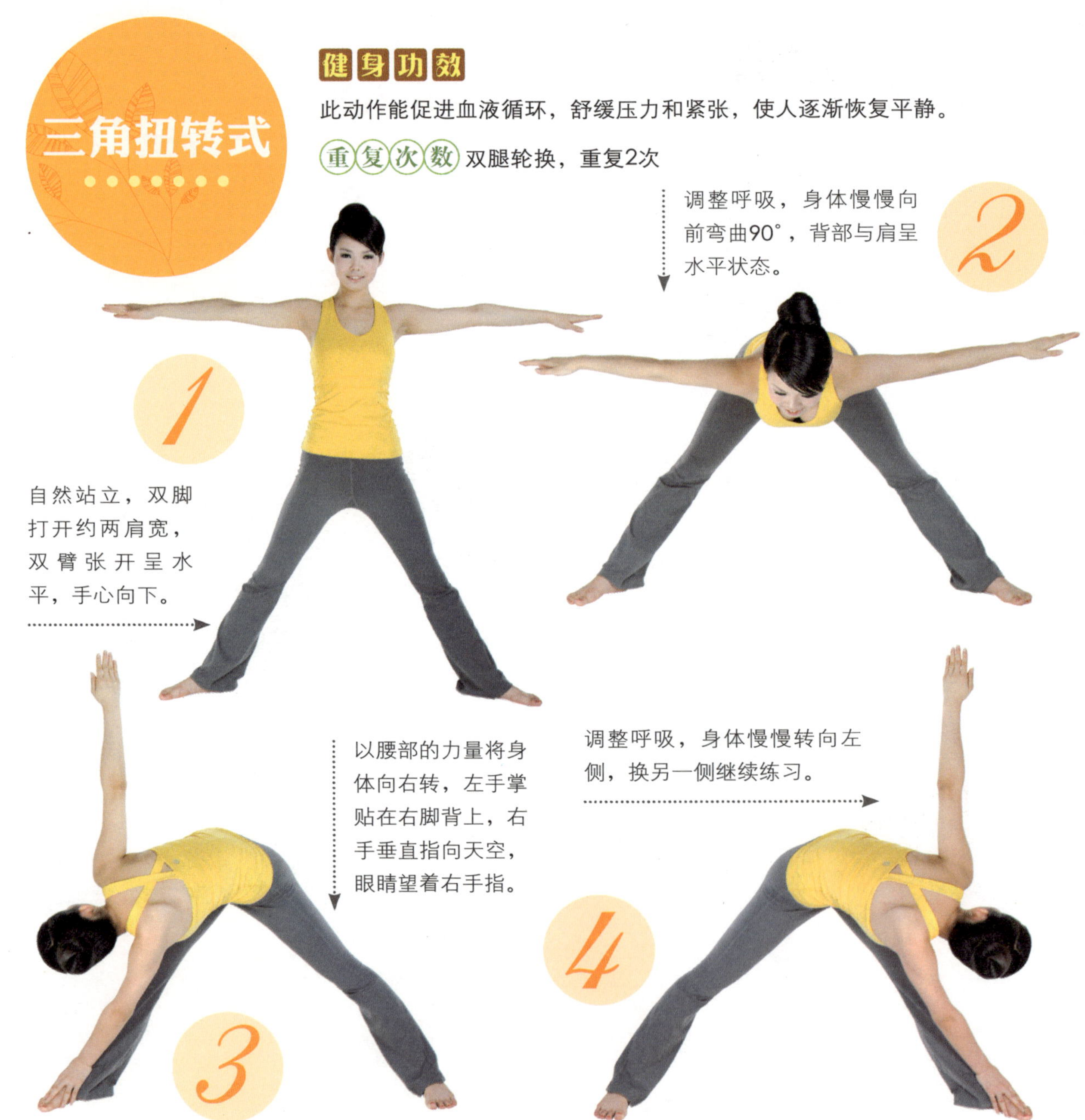

1 自然站立，双脚打开约两肩宽，双臂张开呈水平，手心向下。

2 调整呼吸，身体慢慢向前弯曲90°，背部与肩呈水平状态。

3 以腰部的力量将身体向右转，左手掌贴在右脚背上，右手垂直指向天空，眼睛望着右手指。

4 调整呼吸，身体慢慢转向左侧，换另一侧继续练习。

鸟王式

健身功效

此姿势能锻炼身体的控制能力和平衡能力，有效缓解精神紧张。

重复次数 双腿轮换，重复3～5次

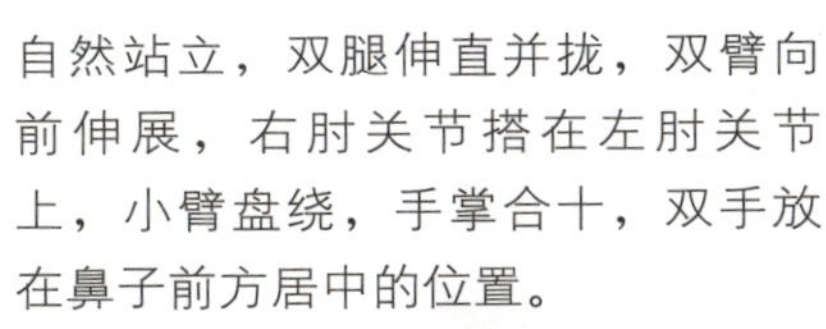

1 自然站立，双腿伸直并拢，双臂向前伸展，右肘关节搭在左肘关节上，小臂盘绕，手掌合十，双手放在鼻子前方居中的位置。

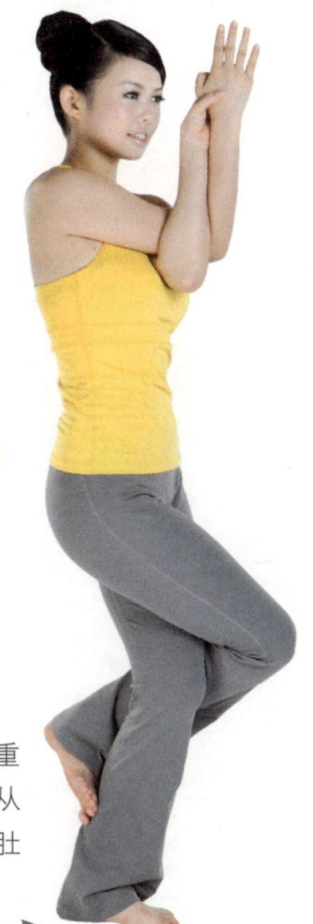

2 双膝稍屈，抬起右腿，重心慢慢移至左脚，右腿从左腿前侧绕至左小腿肚处，右脚勾住左小腿。

3 双眼始终注视前方，身体慢慢向前屈，腹部向大腿靠拢。动作完成后稍做休息，换另一侧继续练习。

温馨小提示

此动作中既有手部的盘绕，也有腿部的盘绕，练习时一定要配合呼吸进行锻炼，切不可手忙脚乱。

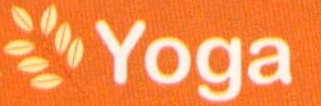

焦躁不安

焦躁不安也是现代人的通病。在瑜伽体式练习过程中，配合独特的瑜伽呼吸和冥想，能帮助缓解人们内心的焦虑，让整个身心充满了活力与自信。

敬礼式

健身功效

此动作要求将身体大幅度“折叠”，能放松全身，缓解焦虑、暴躁的不良情绪。

重复次数 3次

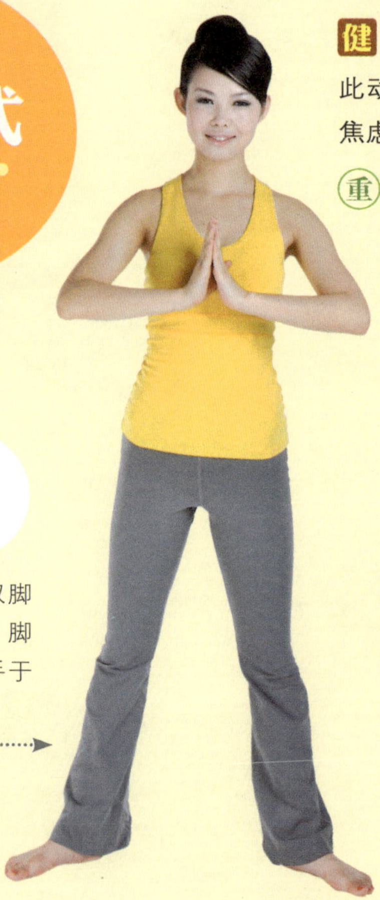

1

站立在垫子上，双脚分开，稍比肩宽，脚尖朝向外侧，双手于胸前合掌。

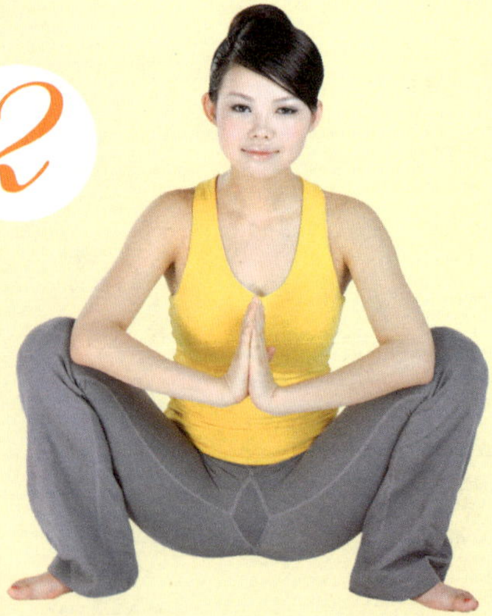

2

深深吸气，呼气时，慢慢向下蹲，直到大小腿完全靠拢，上身始终保持直立。

Keep 10秒

3

双手依然合掌，双肘贴近大腿内侧，尽量向两侧撑开双膝。吸气，向上抬头，眼睛向上看，充分拉抻颈部前侧。顺畅地呼吸，保持此姿势10秒左右。

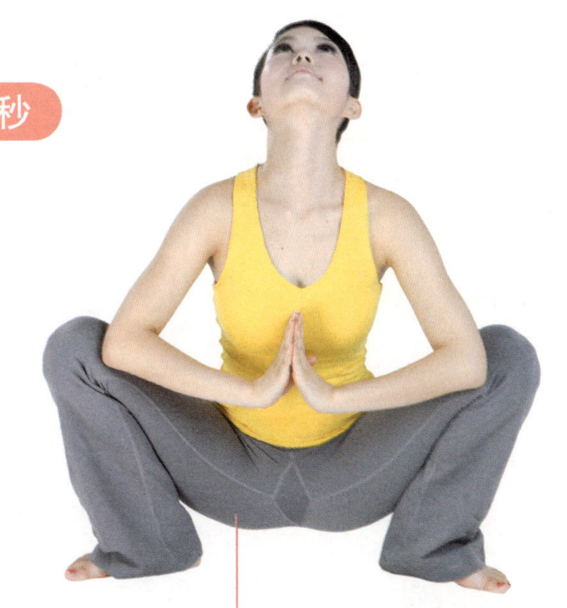

臀部不动！身体后仰时，臀部保持稳定。

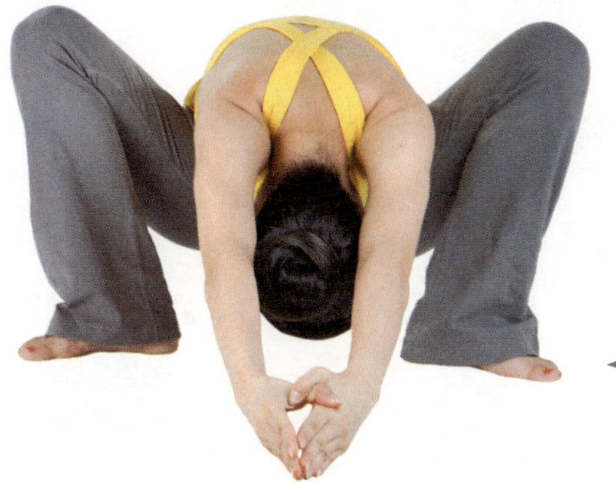

4

呼气，向下低头，下巴靠近前胸。双臂向前伸直，同时身体前推，指尖触地。

5

慢慢抬头，膝盖并拢，双手环抱住双腿，将下巴放在膝盖处，使全身尽量放松。

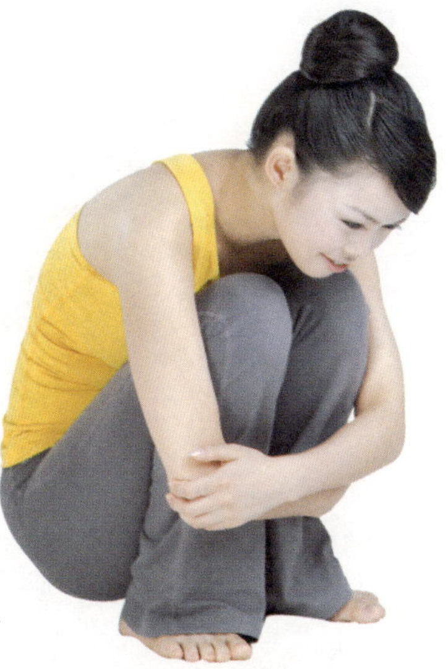

温馨小提示

做这个姿势时，背部要始终保持平直，不能弓背。此外，双脚要紧紧抓住垫面，以保持身体的平衡。

大契合法

健身功效

1. 使生命之气上行，有助于身心安定。
2. 对练习瑜伽冥想有帮助。

重复次数 交换双腿的位置，重复2次

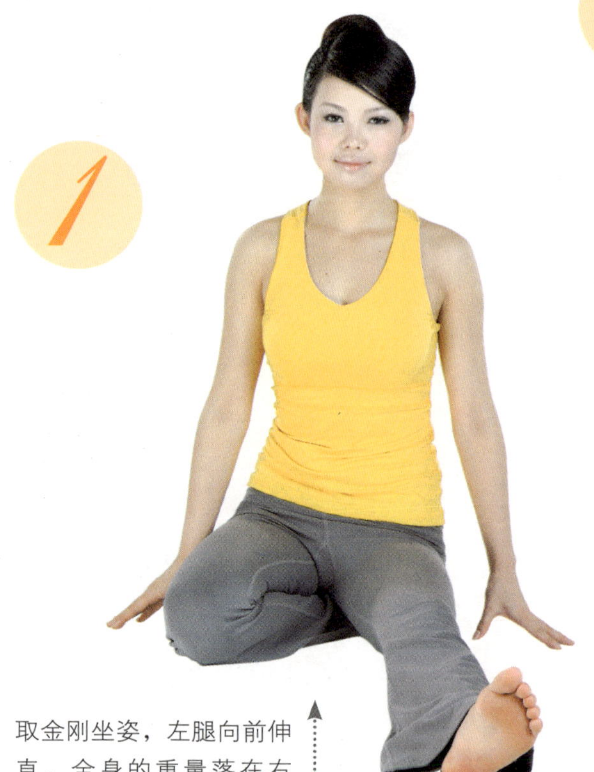

1

取金刚坐姿，左腿向前伸直，全身的重量落在右腿，收缩肛门，右脚跟紧紧顶住肛门，双手放于身体两侧。

2

身体略向前倾，双手抓住左脚趾。深深地吸气，然后屏息，收缩会阴，反复默念瑜伽语音。

呼气时身体保持前倾。

注意！觉得在伸腿和弯身的同时意守气轮有困难的人，可以盘腿而坐，两个脚跟轮流顶住肛门，其他细节同上。

温馨小提示

不同水平的练习者屏息时间长短不一致，以感到舒服为限，不要使双肺过于用力而劳累。

倒箭式

健身功效

此动作中双腿和双脚抖动，可以消除腿部肌肉的紧张，并放松两踝，给人一种愉快松弛的感觉。

重复次数 2次

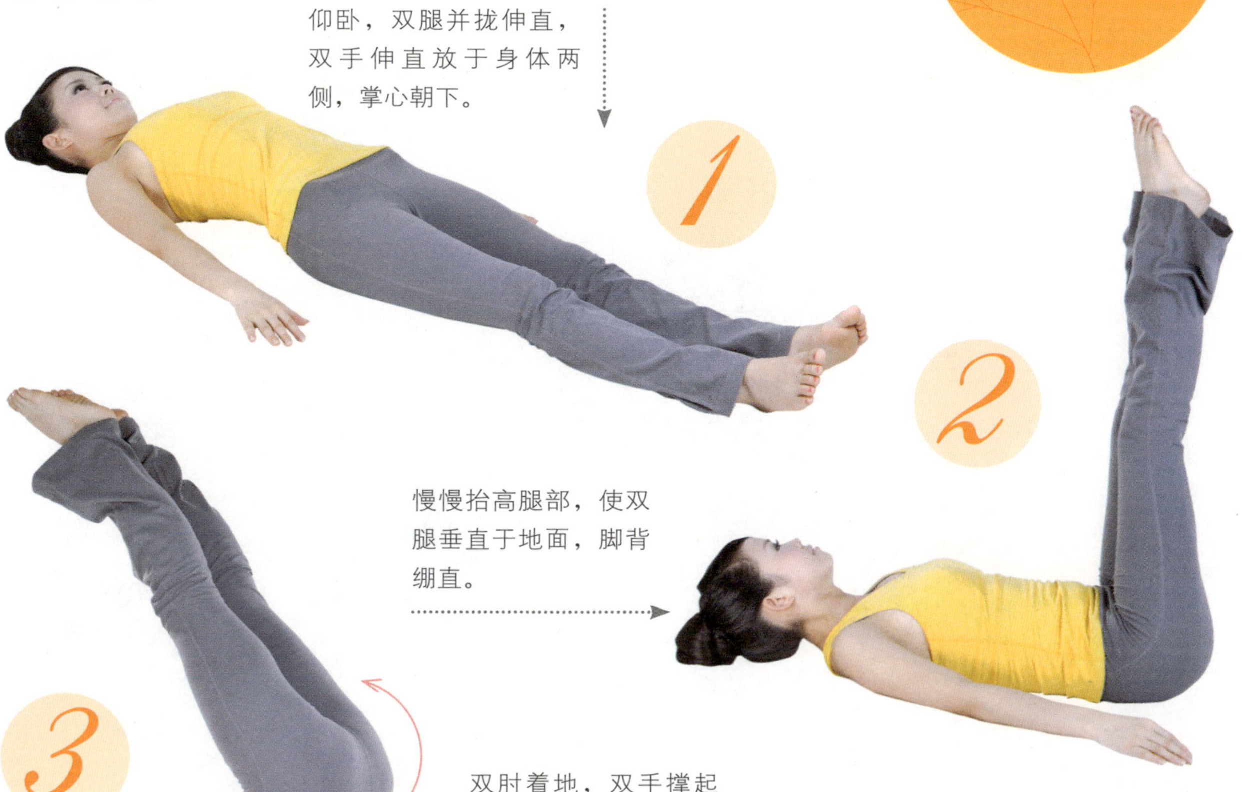

1 仰卧，双腿并拢伸直，双手伸直放于身体两侧，掌心朝下。

2 慢慢抬高腿部，使双腿垂直于地面，脚背绷直。

3 双肘着地，双手撑起身体，使背部离开垫子，与地面呈45°。开始抖动双腿，然后逐渐加大幅度，抖动双脚，最后慢慢放松。

温馨小提示

此动作和肩倒立式有类似的效果，不能做肩倒立式的人可用此式代替，不过患有高血压的病人慎做此式。

Yoga

失眠

过度压力、不良作息习惯都会导致失眠，瑜伽中有些特殊的姿势能帮助缓解压力，明显改善失眠状况。坚持瑜伽练习，还能养成良好的作息习惯，预防失眠。

眼镜蛇式

健身功效

有定心安神的作用，有助于消除失眠症状。

重复次数 2次

1 俯卧在垫子上，双腿并拢伸直，收紧臀部和大腿肌肉。双手放在双肩正下方，十指分开，撑住垫子。

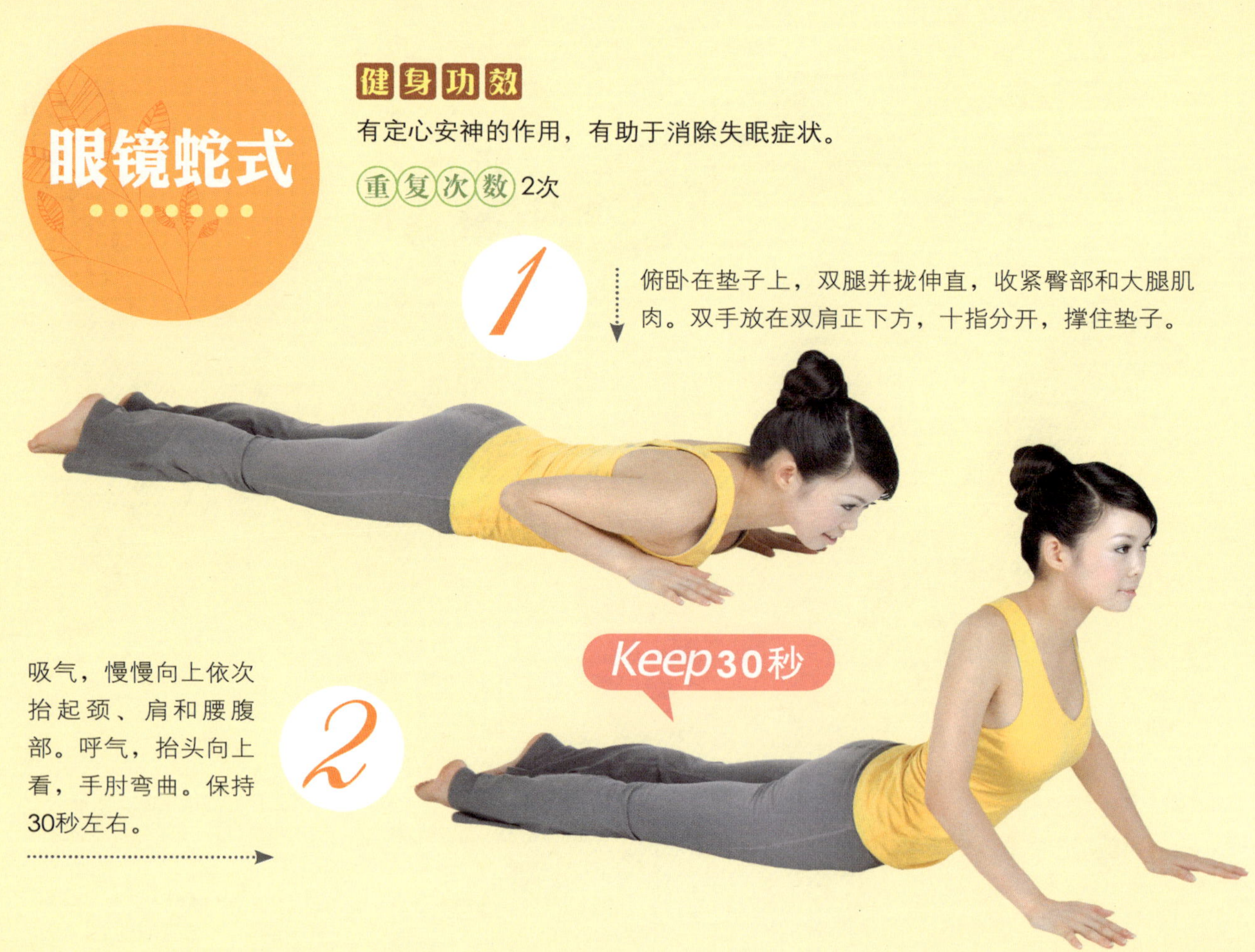

2 吸气，慢慢向上依次抬起颈、肩和腰腹部。呼气，抬头向上看，手肘弯曲。保持30秒左右。

Keep 30秒

3

再次吸气，伸直双臂，最大限度地拉抻上半身，头部后仰。保持此姿势30秒。

双腿要始终保持伸直，同时要收紧臀部和大腿肌肉，以保护下背部不受伤。

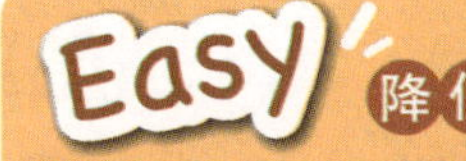

下背部有疾患的人可以将双腿稍微分开，以缓解对下背部的压力。

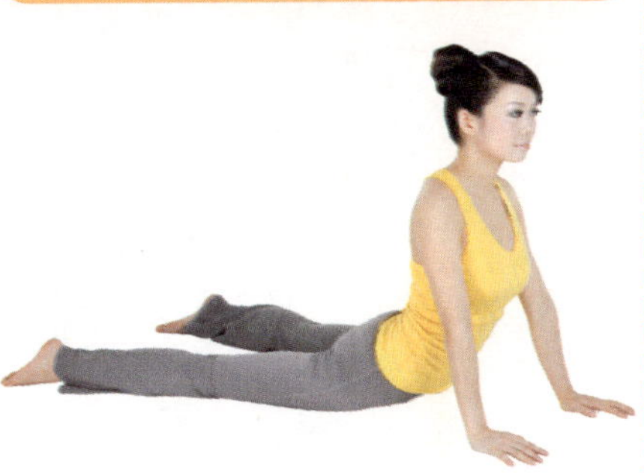

温馨小提示

当瑜伽练习者把这个姿势做正确时，就会感到每节脊椎都获得伸展，一节一节地得到补养，增强。因而它极有助于使轻微错位的脊椎重新恢复正确的位置，使所有的背部肌肉群都得到伸展，从而舒缓、消除背部与颈部区域的僵硬和紧张。

这个姿势回复原状态时，血液就会涌回双肾，有助于冲走那些有害的结石沉淀物。

慢慢放下身体，俯卧在垫子上，弯曲双肘，叠放在垫子上，脸部一侧放在手背上休息。

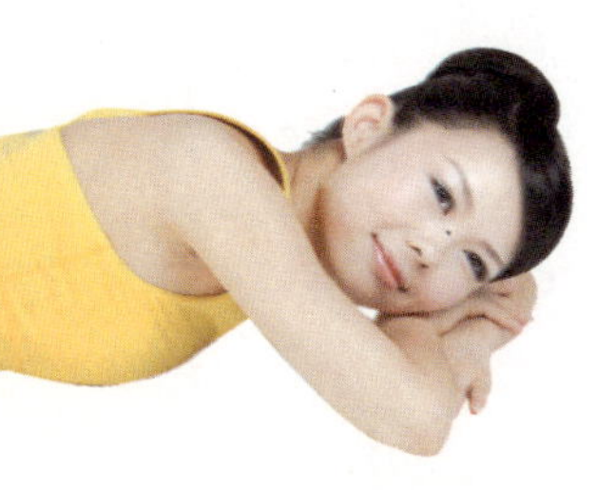

束角式

健身功效

1. 促进腿部血液循环，有助于防治腿部静脉曲张。
2. 有效地调节内分泌，按摩腺体，舒缓神经，提高睡眠质量。

重复次数 2次

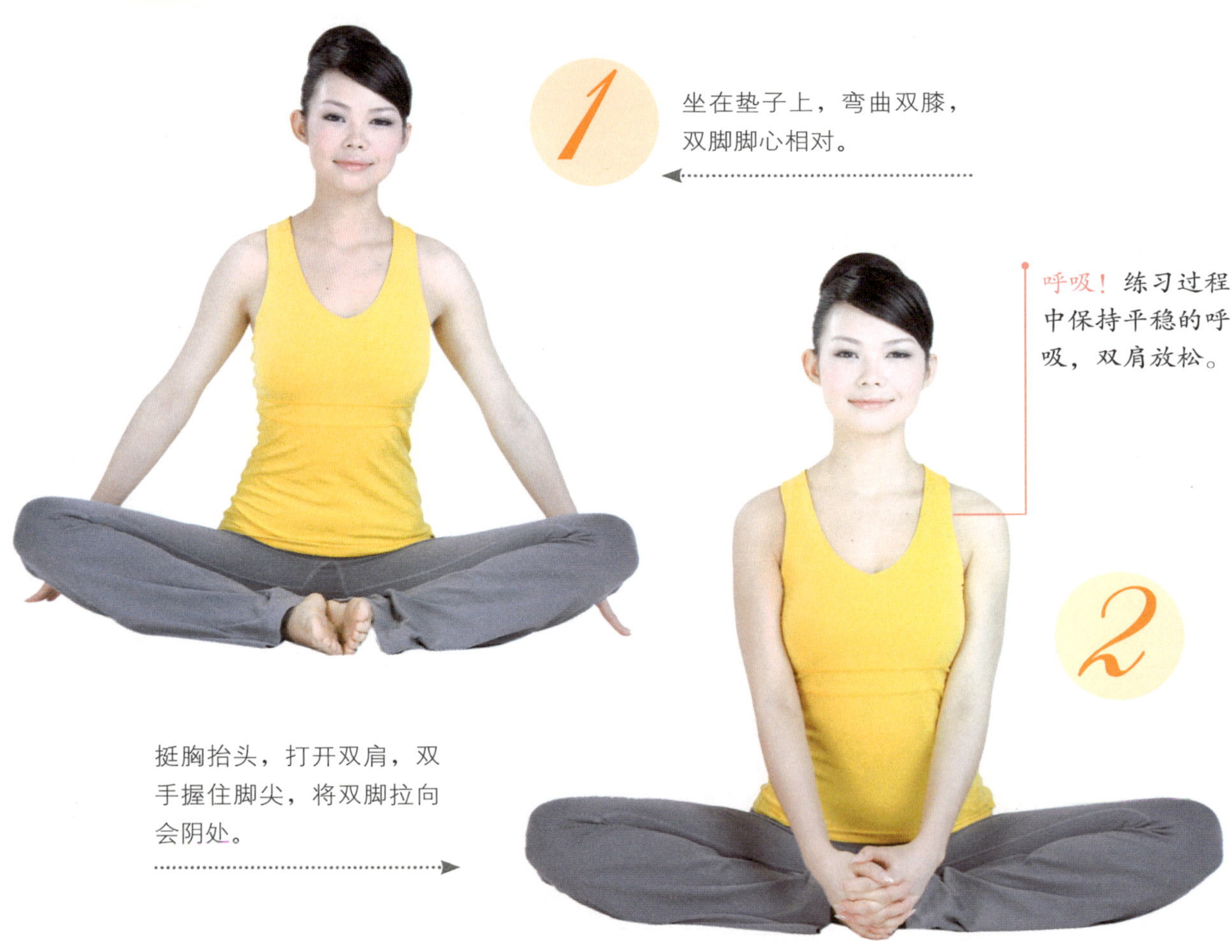

1 坐在垫子上，弯曲双膝，双脚脚心相对。

呼吸！练习过程中保持平稳的呼吸，双肩放松。

2 挺胸抬头，打开双肩，双手握住脚尖，将双脚拉向会阴处。

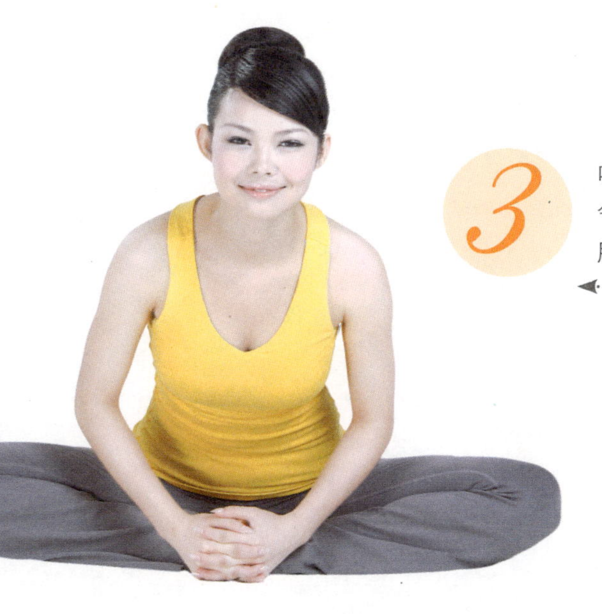

3

吸气，向上伸展脊柱。呼气，上身向前慢慢倾斜，膝盖不离开地面。

4

身体尽量前倾，直到腹部贴近双脚，双臂落在垫子上，眼睛正视前方。

双手松开，带动身体向前伸展，直到手心向下放在垫子上，额头贴垫面。

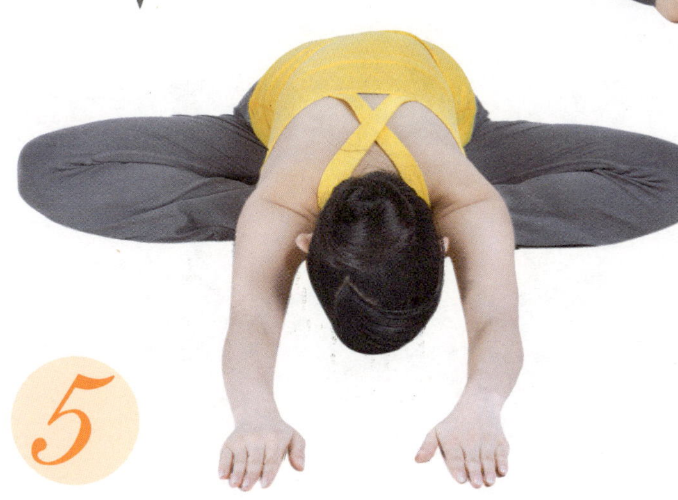

5

温馨小提示

1. 试着收缩会阴，可以增大这个姿势的功效。
2. 女性经期不要做这个姿势，以免增大月经量。

一点凝视法

健身功效

1. 此法也叫特拉他卡法，能增加意守的能力，让心灵恢复宁静，非常适合在睡前做，可以提高睡眠质量。
2. 经常练习能让双眼更有神采。

重复次数 1次

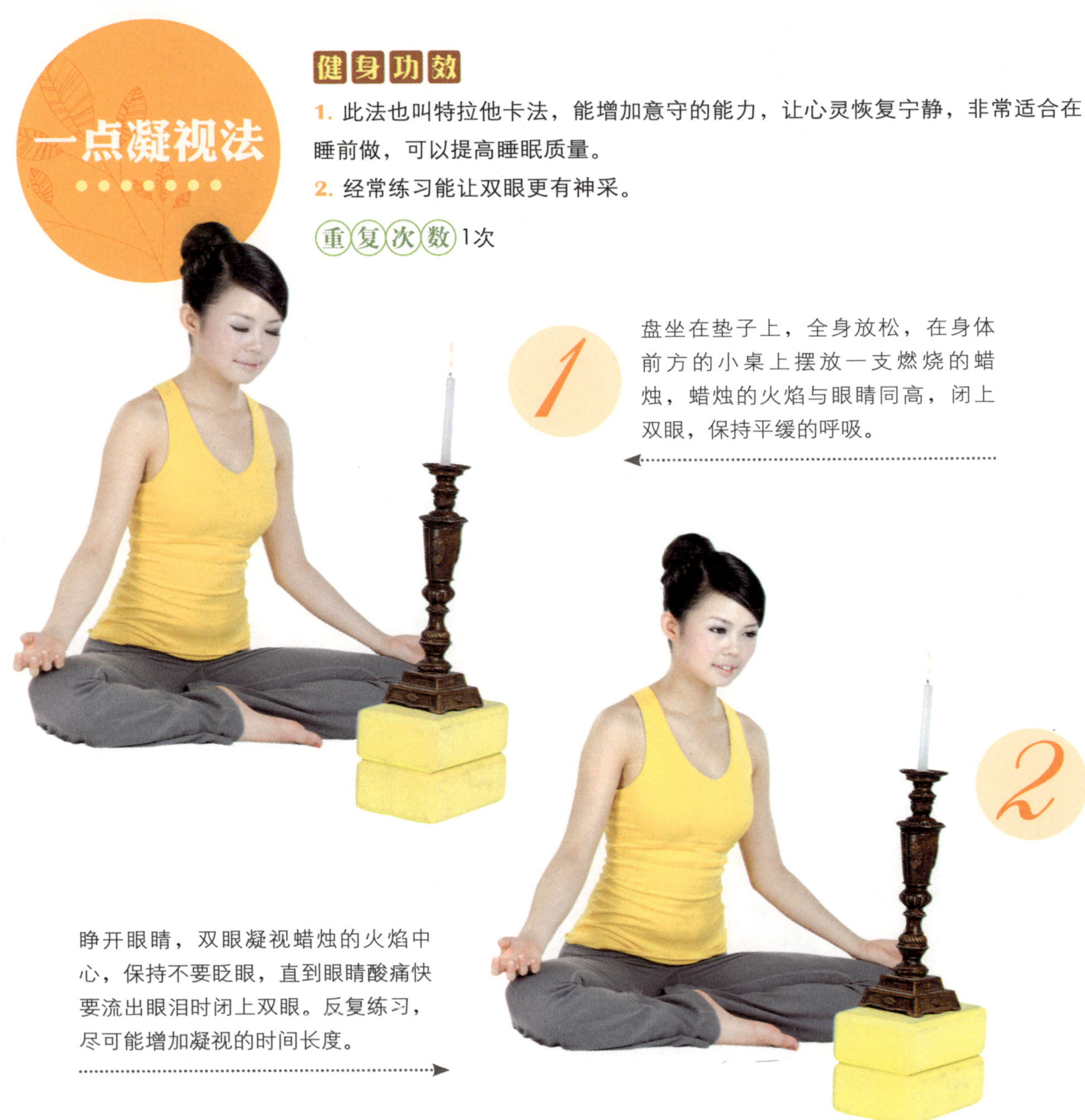

1 盘坐在垫子上，全身放松，在身体前方的小桌上摆放一支燃烧的蜡烛，蜡烛的火焰与眼睛同高，闭上双眼，保持平缓的呼吸。

2 睁开眼睛，双眼凝视蜡烛的火焰中心，保持不要眨眼，直到眼睛酸痛快要流出眼泪时闭上双眼。反复练习，尽可能增加凝视的时间长度。

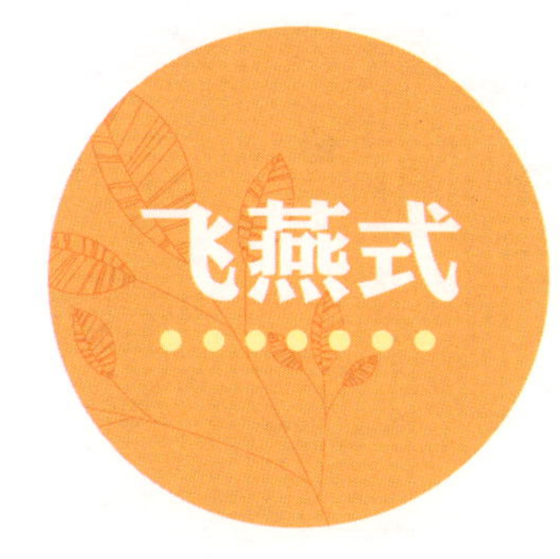

健身功效

1. 运用瑜伽球按摩、滋养腹部器官，使身心得到放松，缓解失眠。
2. 增强身体的平衡感和协调性，塑造优美身姿。

重复次数 交换双腿位置，重复2次

1

跪坐在垫子上，双手抱住瑜伽球，身体稍微前倾，臀部离开脚跟。

双手从球表面移到垫子上，双腿向后伸展。深呼吸，吸气时，双手伸直，腹部和大腿靠在球上，双腿离开垫子，与地面保持平行。

3

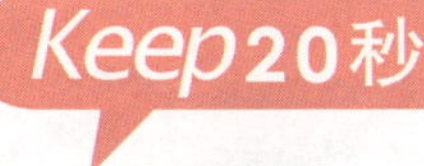

呼气，上半身不动，尽量向上抬高左腿，同时弯曲右腿，使右脚脚掌抵在左腿膝盖处，双眼正视前方。保持此姿势20秒后慢慢放松。

Yoga

食欲不振

长期食欲不振会影响身体健康，瑜伽有助于改善消化系统功能，帮助厌食人群增强食欲。此外，经常练习瑜伽也能帮助控制食欲，避免食量过大，导致肥胖。

半蝗虫式

健身功效

此动作能增强消化系统的功能，有助于消除食欲不振。

重复次数 2次

1 俯卧在垫子上，双腿并拢向后伸直，双手握拳放在身体两侧，下巴贴在垫子上。

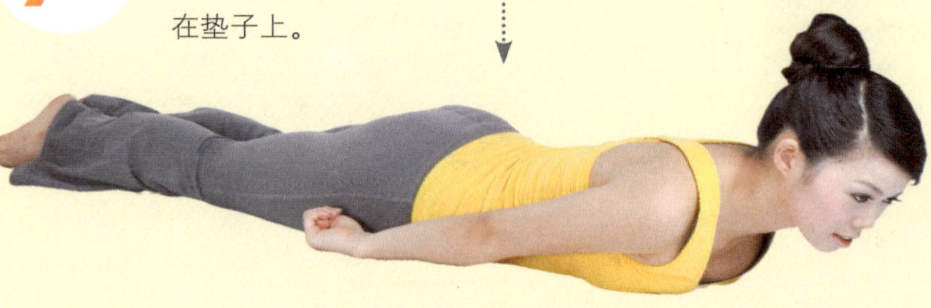

2 吸气，两拳移至腹部下方，并稍微用力向下压，左腿慢慢向后上方抬高，右腿保持不动。呼气，慢慢放下左腿，换另一侧继续练习。

温馨小提示

腿向上抬高时，胯部要紧贴在垫子上，下巴也不要抬起，膝盖要伸直，臀部肌肉要收紧。

上脊柱式

健身功效

锻炼了腰腹的力量，有滋养腹部内脏、保护肠胃、促进食欲的作用。

重复次数 2次

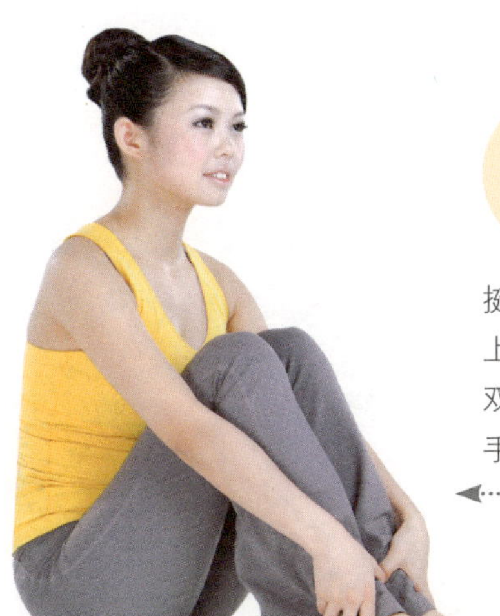

1

挺直腰背坐于垫子上，双腿并拢，弯曲双膝向腹部靠拢，两手抓住脚踝。

2

吸气，以尾椎骨作支撑，双手将双脚抬离地面，使小腿与地面平行。

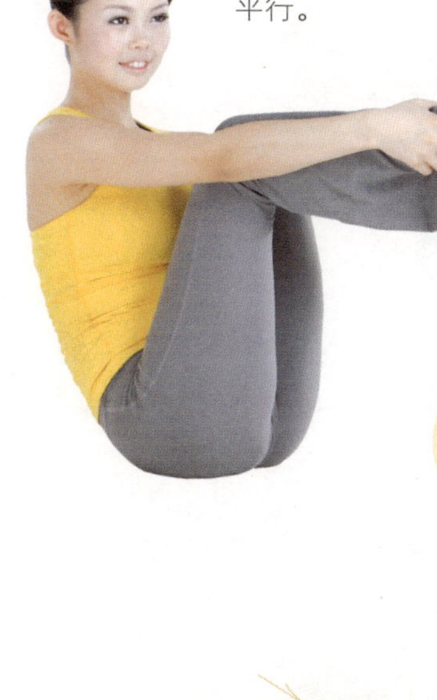

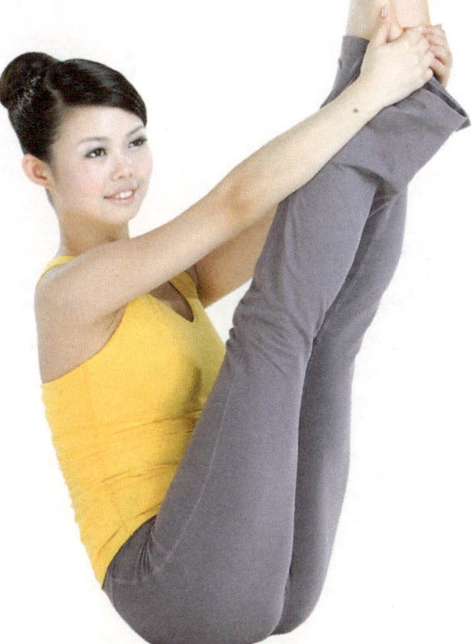

3

呼气，用力将双腿膝盖绷直，脚趾指向天空，收紧腹部，眼睛望着脚尖方向。

温馨小提示

双腿向上伸展时全身的重量集中在尾椎骨，要注意保持身体的平衡，背部不要弯曲。

Yoga

手脚冰凉

不少人一到冬天就会出现手脚冰凉的情况，这往往意味着身体血液循环差。经常练习瑜伽能增强身体血气循环，恢复正常的新陈代谢，改善冰冷的体质。

云雀式

健身功效

促进血液循环，消除四肢冰冷。

重复次数 双腿轮换，重复4次

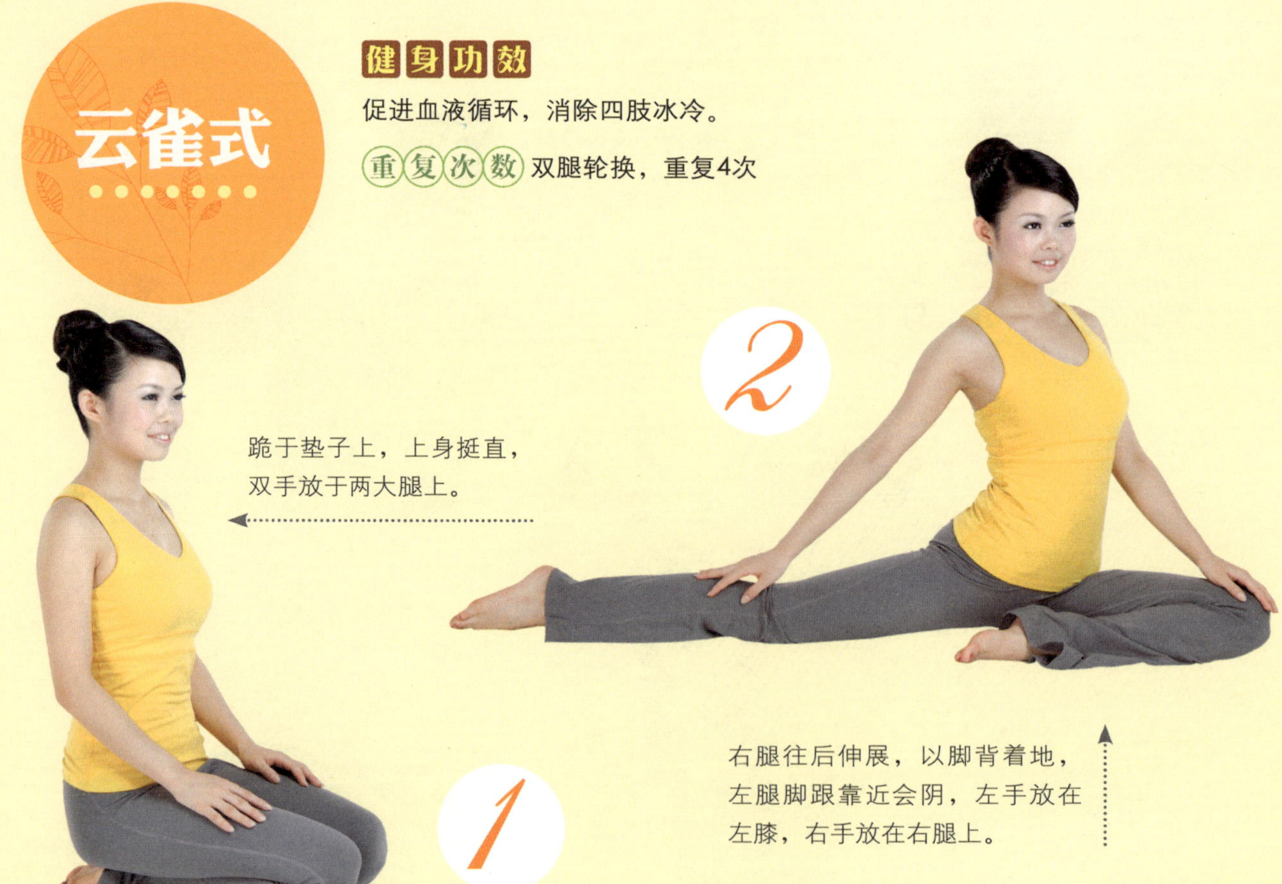

1 跪于垫子上，上身挺直，双手放于两大腿上。

2 右腿往后伸展，以脚背着地，左腿脚跟靠近会阴，左手放在左膝，右手放在右腿上。

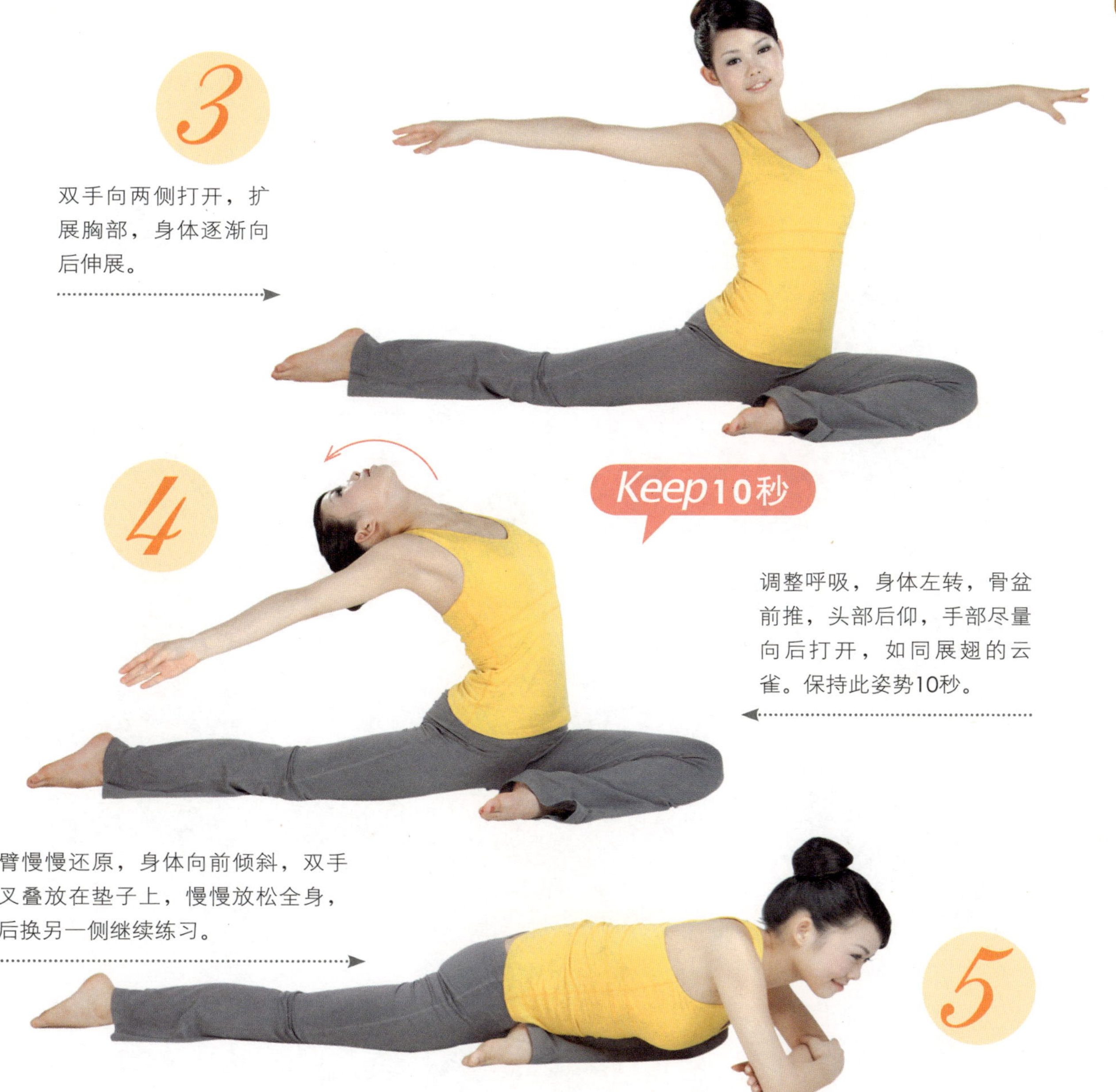

双手向两侧打开，扩展胸部，身体逐渐向后伸展。

调整呼吸，身体左转，骨盆前推，头部后仰，手部尽量向后打开，如同展翅的云雀。保持此姿势10秒。

手臂慢慢还原，身体向前倾斜，双手交叉叠放在垫子上，慢慢放松全身，然后换另一侧继续练习。

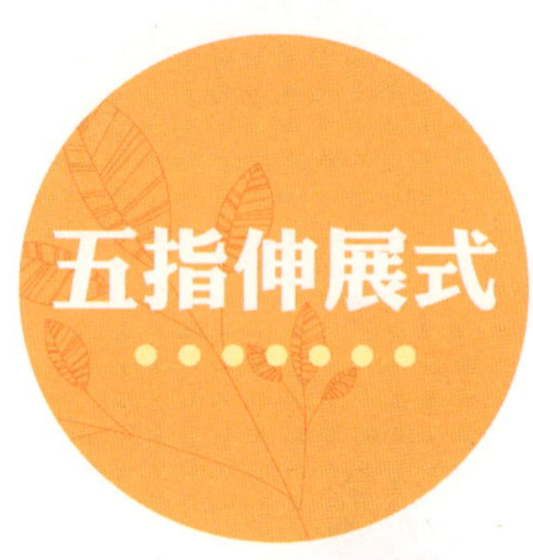

五指伸展式

健身功效

此动作注重手指伸展与手掌之间的摩擦，促进手部血液循环，改善手部冰冷的情况。

重复次数 双手轮换，重复3～5次

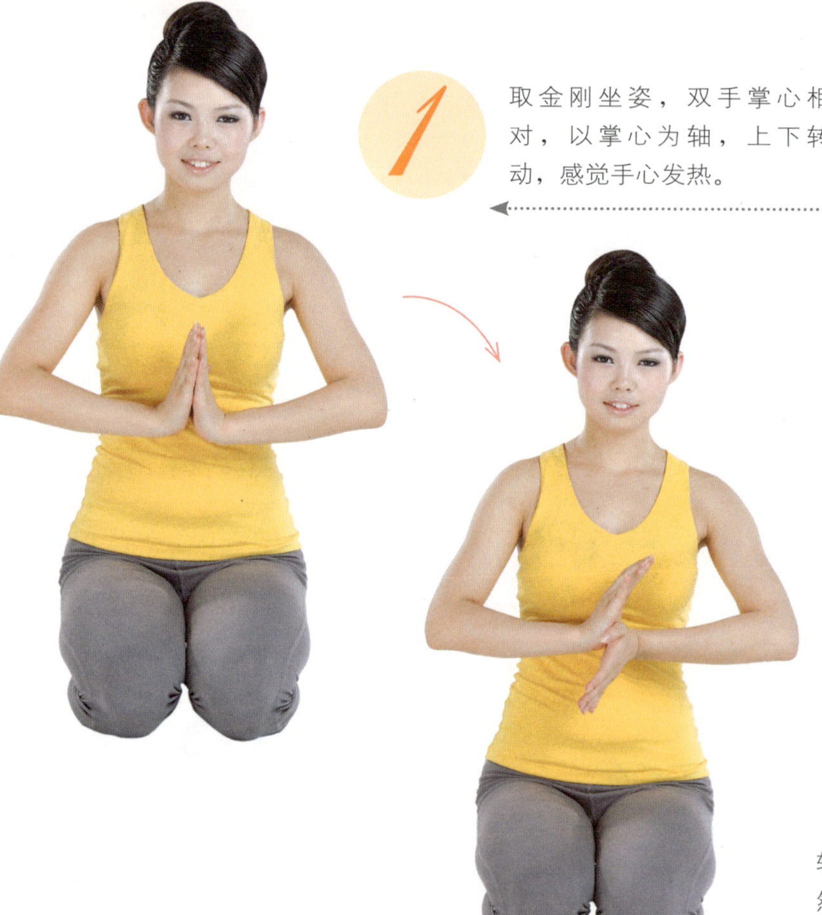

1 取金刚坐姿，双手掌心相对，以掌心为轴，上下转动，感觉手心发热。

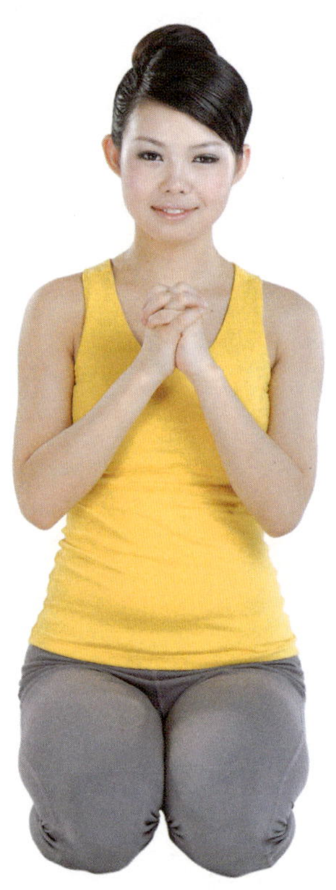

2 转动数次后，先放松双手，然后五指交叉用力握拳，使两手心尽量靠拢。

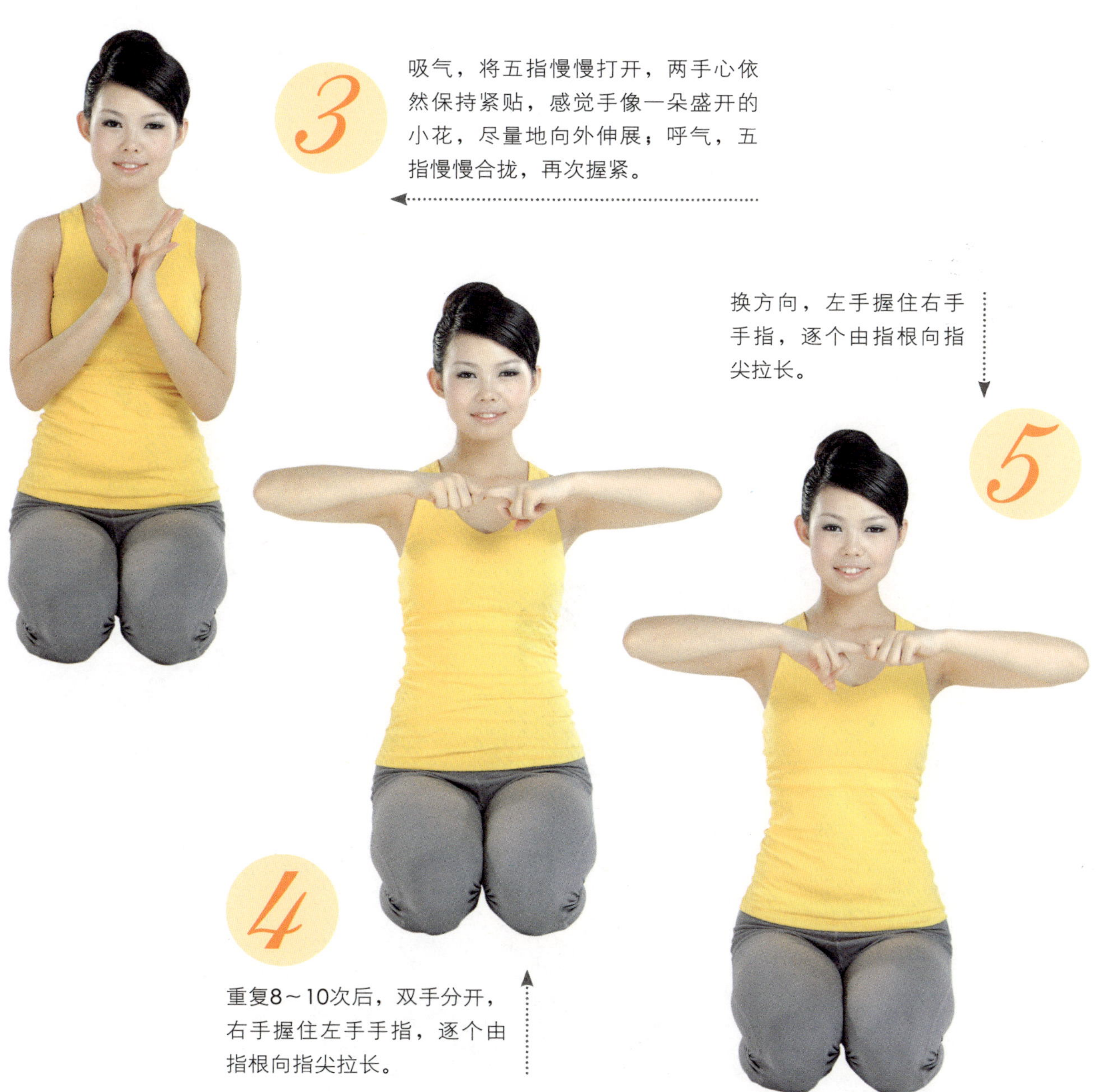

3

吸气，将五指慢慢打开，两手心依然保持紧贴，感觉手像一朵盛开的小花，尽量地向外伸展；呼气，五指慢慢合拢，再次握紧。

4

重复8～10次后，双手分开，右手握住左手手指，逐个由指根向指尖拉长。

5

换方向，左手握住右手手指，逐个由指根向指尖拉长。

脚心放松式

健身功效

1. 刺激脚部的神经，促进脚心的血液循环，改善脚部的冰冷感。
2. 有锻炼腿部肌肉的作用。

重复次数 2～3次

1 双腿盘坐，左脚放在右大腿上，用左肘关节有力地从脚心按摩到脚尖，使脚心发热。

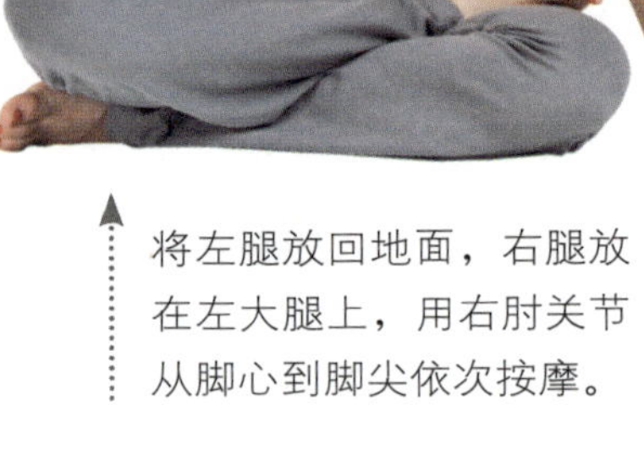

2 将左腿放回地面，右腿放在左大腿上，用右肘关节从脚心到脚尖依次按摩。

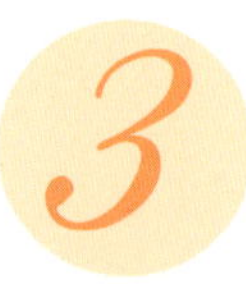

3 放松右腿，用双手分别按摩双脚尖，加速脚尖末梢神经的血液循环。

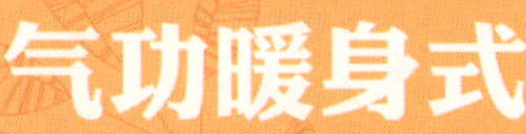

气功暖身式

健身功效

1. 温暖脊椎、椎间盘，增大氧气吸入量，补养和增强腹部器官。
2. 消除胃胀和肠胃不适。

重复次数 1次

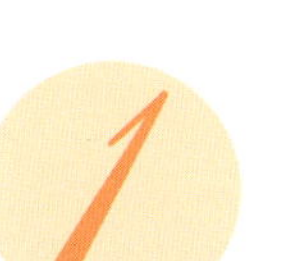

挺身直立，两脚慢慢打开与肩同宽。吸气，双手合掌举过头顶，头尽量向后仰望。

2

呼气，双手落下至腿上，向下弯腰，双膝伸直，手往下滑至脚踝。

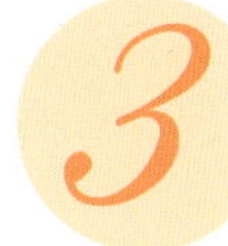

身体继续向下倾，直到头部落于双腿之间，双手抓住脚踝不动。

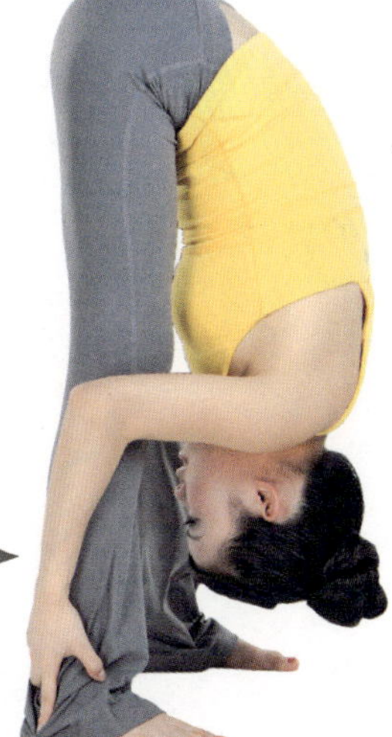

4

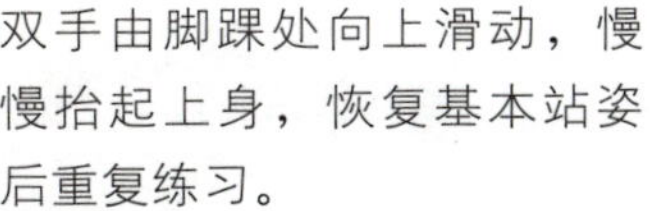

双手由脚踝处向上滑动，慢慢抬起上身，恢复基本站姿后重复练习。

跪姿舞蹈者式

健身功效

1. 促进下半身血液循环，缓解经期疼痛。
2. 拉抻身体整体线条，纠正不良体态，增强形体美感。

重复次数 2～3次

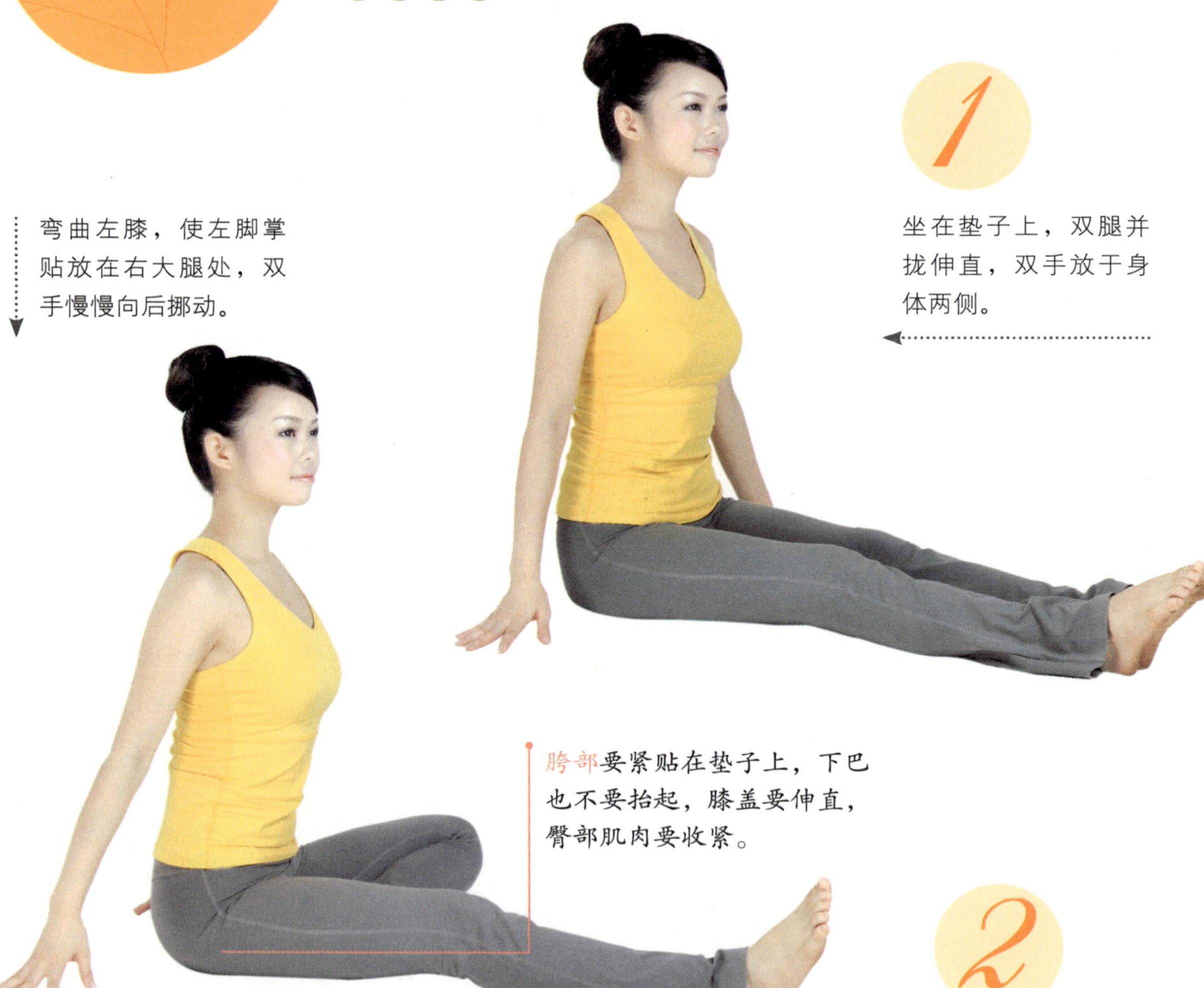

1 坐在垫子上，双腿并拢伸直，双手放于身体两侧。

2 弯曲左膝，使左脚掌贴放在右大腿处，双手慢慢向后挪动。

胯部要紧贴在垫子上，下巴也不要抬起，膝盖要伸直，臀部肌肉要收紧。

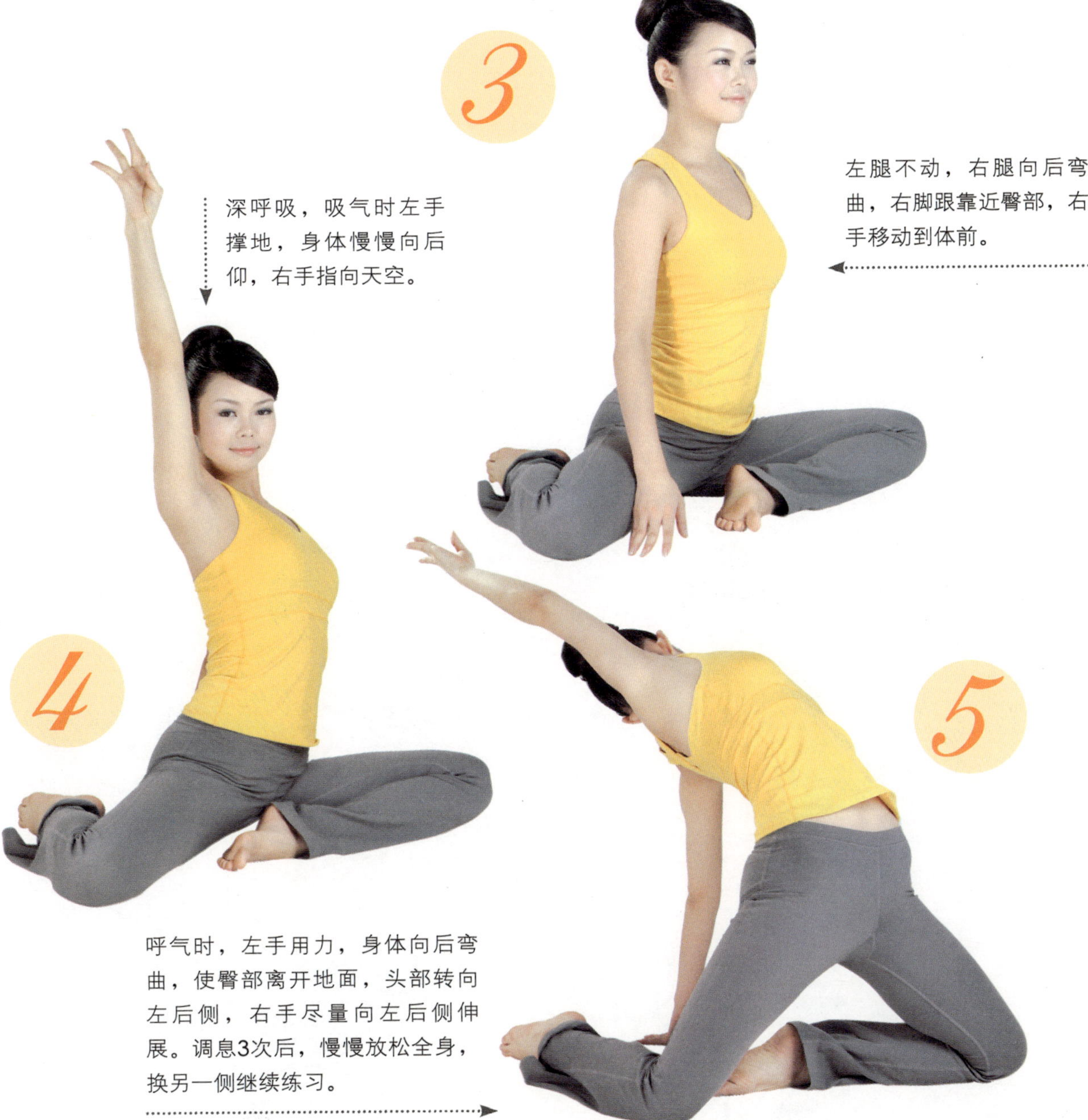

左腿不动，右腿向后弯曲，右脚跟靠近臀部，右手移动到体前。

深呼吸，吸气时左手撑地，身体慢慢向后仰，右手指向天空。

呼气时，左手用力，身体向后弯曲，使臀部离开地面，头部转向左后侧，右手尽量向左后侧伸展。调息3次后，慢慢放松全身，换另一侧继续练习。

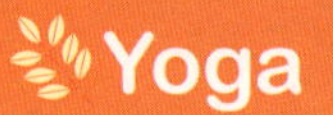

生理痛

瑜伽对人体腺体分泌有很好的调节作用，能辅助治疗身体各种不适。对女性而言，坚持练习瑜伽体式，有助于刺激激素分泌，调节内分泌，治疗月经不调、痛经等问题。

磨豆式

健身功效

1. 促进骨盆区域的血液循环，改善生理痛等月经失调症。
2. 锻炼腰腹部，减少腰部多余脂肪。

重复次数 3次

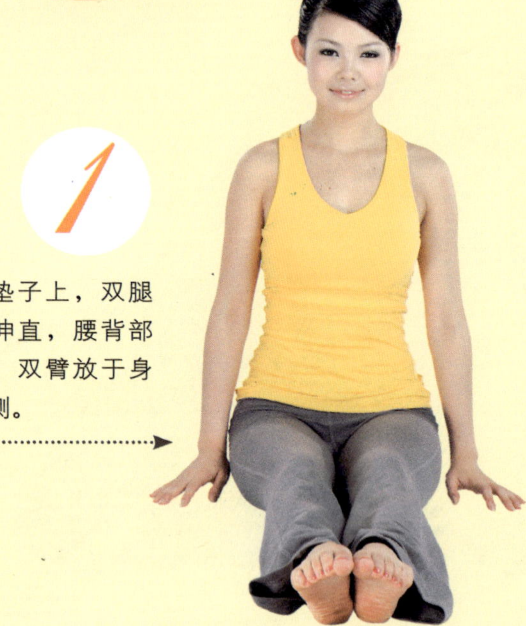

1 坐在垫子上，双腿并拢伸直，腰背部挺直，双臂放于身体两侧。

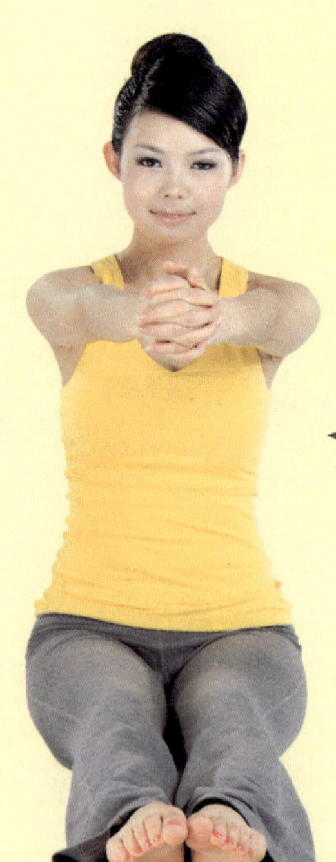

2 吸气，两臂向前平举，双手十指交叉，紧握在一起。

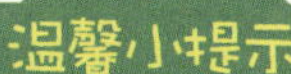

练习过程中，心中要完全放松，摒弃杂念，全身心放在呼吸上，这样才能达到最佳效果。

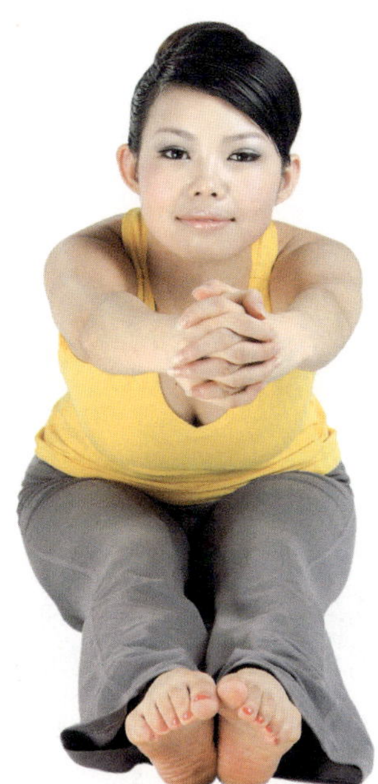

呼气，双臂保持伸直，带动身体向前移动。

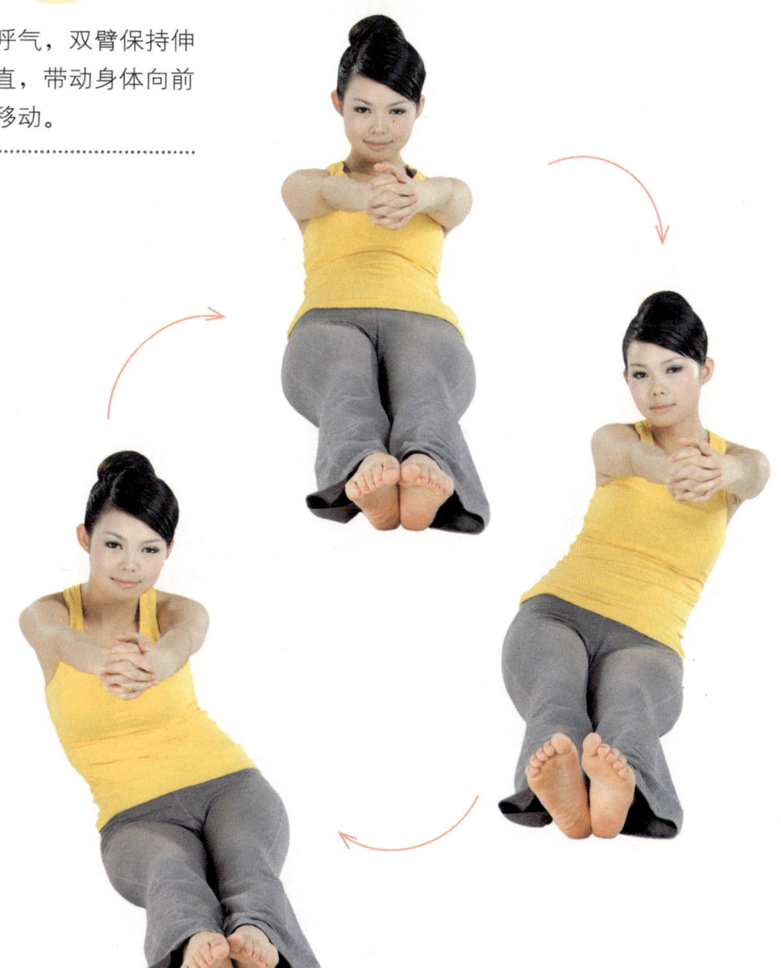

4

以髋为中心，双臂带动身体顺时针慢慢画圆，好像在推磨一样。画3～5圈后，再做逆时针画圆。

花环式

健身功效

1. 促进骨盆区域的血液循环，滋养子宫、卵巢等生殖器官，改善月经失调症，还可消除女性月经期发生的背痛。
2. 增强消化系统功能，有助于消除便秘和消化不良等症状。

重复次数 3次

1

双腿并拢蹲在垫子上，吸气，上身微微向前倾，双臂向前平举，掌心向下，眼睛平视前方。

Keep 30秒

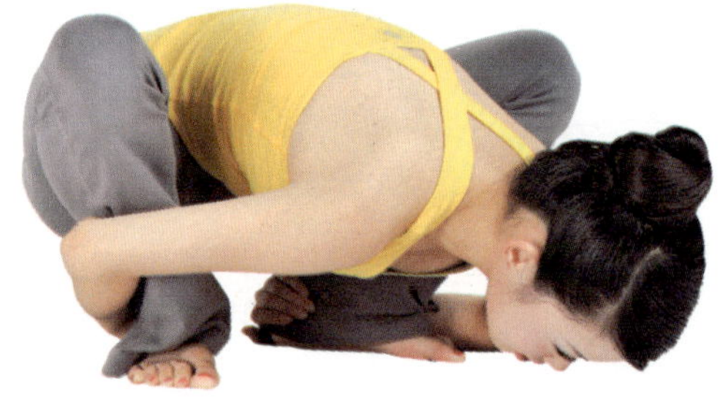

呼气，两腿分开，上身继续向前倾，双手经双膝内侧至腿后，抓住双脚脚踝，尽量向下低头，额头触碰垫子。

3

保持以上姿势30秒。吸气，抬头，双手松开脚踝，放松全身。

温馨小提示

练习时，身体的重心放在双脚上，腰腹部尽量靠近双腿，尽可能地挤压、按摩腹部器官。

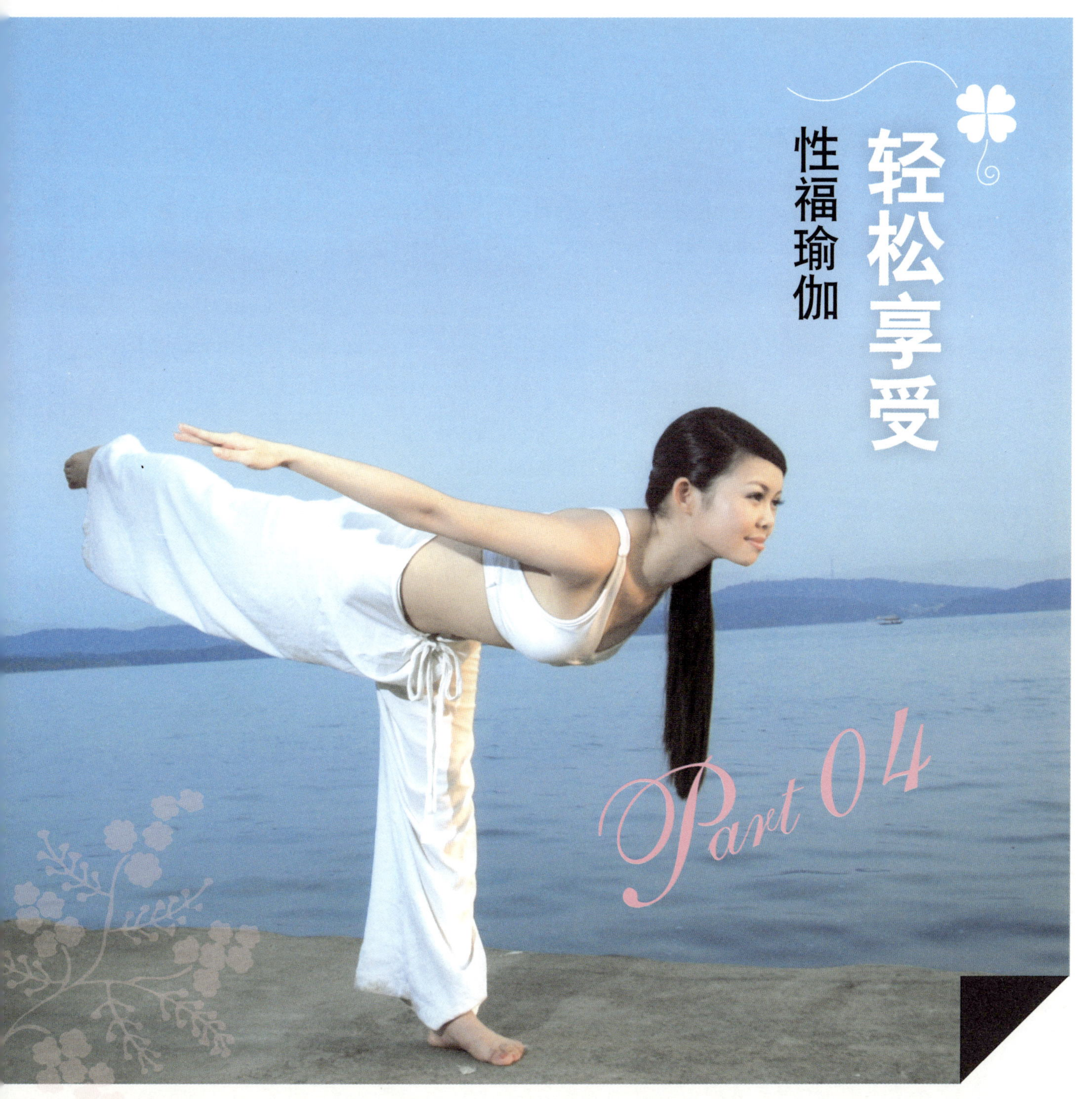
轻松享受
性福瑜伽
Part 04

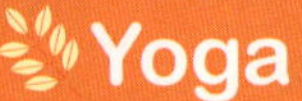

提高性功能的经典体位法

瑜伽对于性功能有很好的控制作用。坚持瑜伽经典体式练习，能增强生殖系统功能，在一定程度上激发性欲，延长性生活时间，有效改善性生活质量。

虎式

健身功效

1. 畅通下半身血行，增强生殖系统功能。
2. 增加臀部弹力，收紧臀部肌肉，使下半身更结实。

重复次数 双腿轮换，重复6次

1 取金刚坐姿，双手放于大腿上，全身放松。

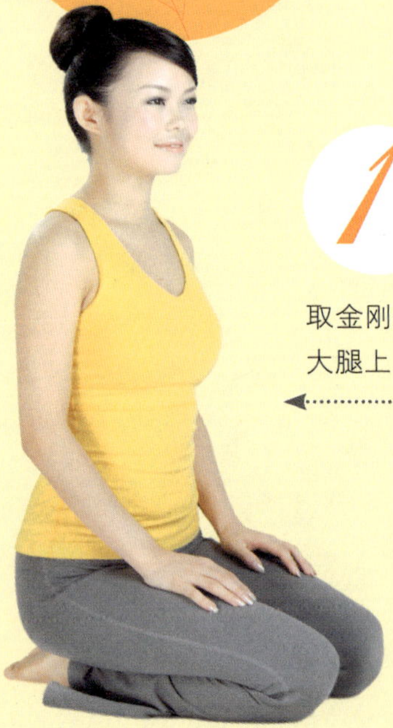

2 两手撑地，身体向前俯身，臀部离开脚后跟。小腿紧贴地面，大腿垂直于小腿，做出爬行的姿势。

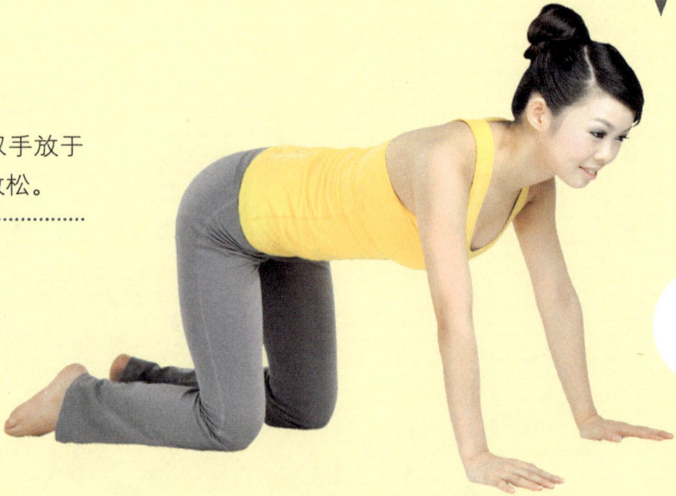

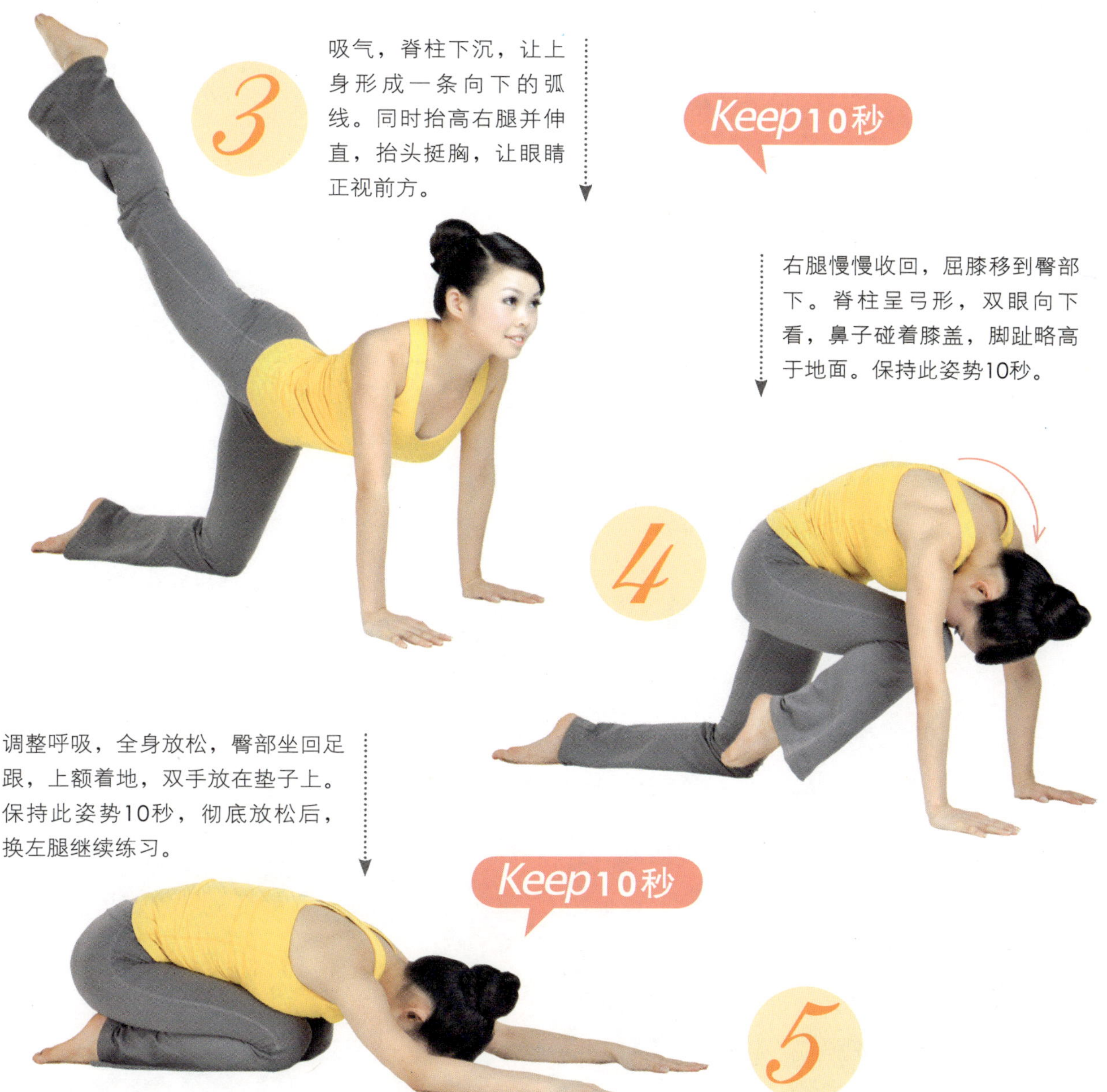

吸气，脊柱下沉，让上身形成一条向下的弧线。同时抬高右腿并伸直，抬头挺胸，让眼睛正视前方。

右腿慢慢收回，屈膝移到臀部下。脊柱呈弓形，双眼向下看，鼻子碰着膝盖，脚趾略高于地面。保持此姿势10秒。

调整呼吸，全身放松，臀部坐回足跟，上额着地，双手放在垫子上。保持此姿势10秒，彻底放松后，换左腿继续练习。

坐角式

健身功效

1. 促进骨盆区域的血液循环，增强卵巢功能，激发性欲。
2. 放松和锻炼了髋部，能改善经期腹痛等月经失调症。

重复次数 2次

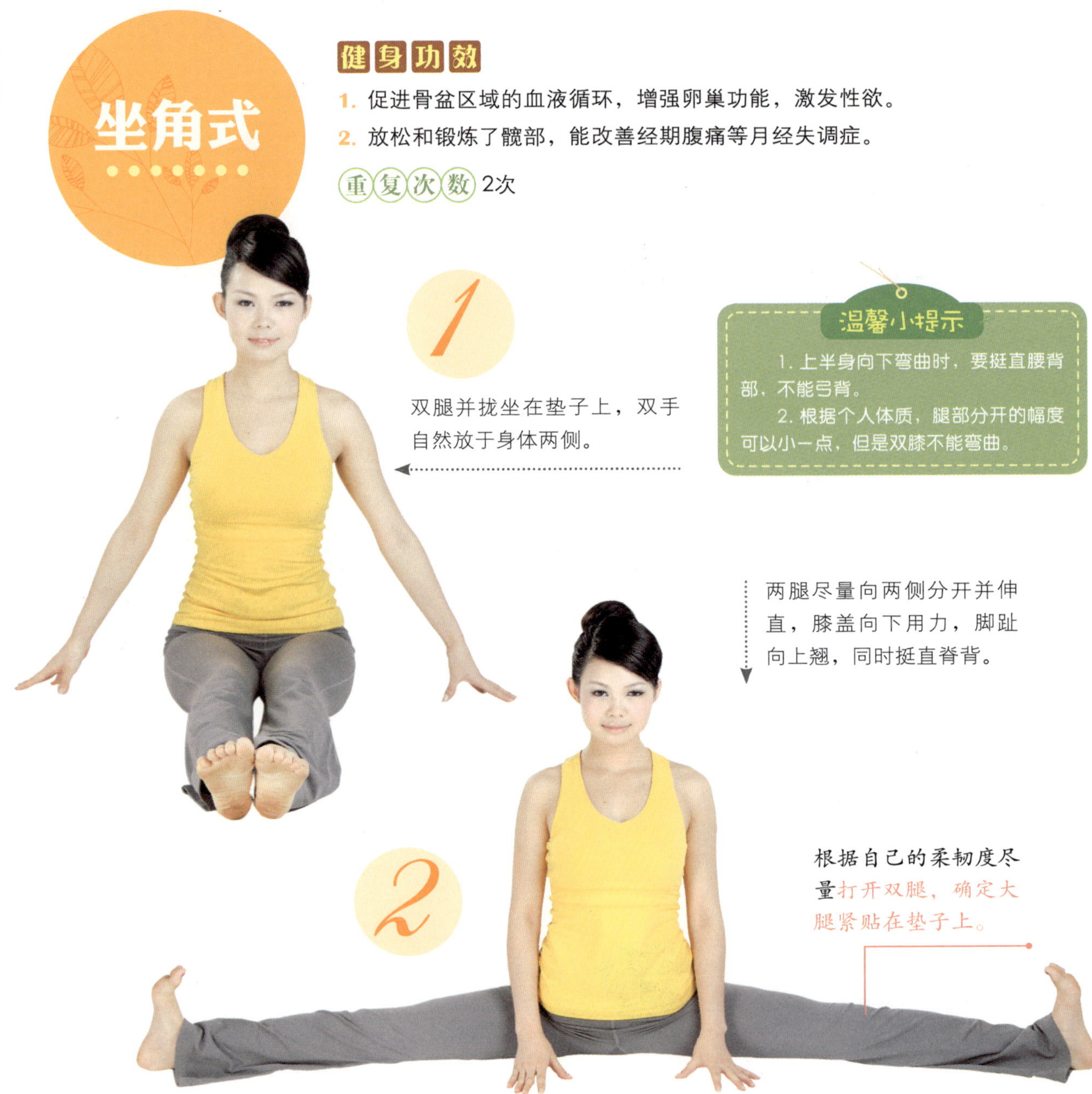

1

双腿并拢坐在垫子上，双手自然放于身体两侧。

温馨小提示

1. 上半身向下弯曲时，要挺直腰背部，不能弓背。
2. 根据个人体质，腿部分开的幅度可以小一点，但是双膝不能弯曲。

2

两腿尽量向两侧分开并伸直，膝盖向下用力，脚趾向上翘，同时挺直脊背。

根据自己的柔韧度尽量打开双腿，确定大腿紧贴在垫子上。

3
膝盖绷直！双腿分开约呈一条直线，膝盖不能弯曲。
Keep30秒
4

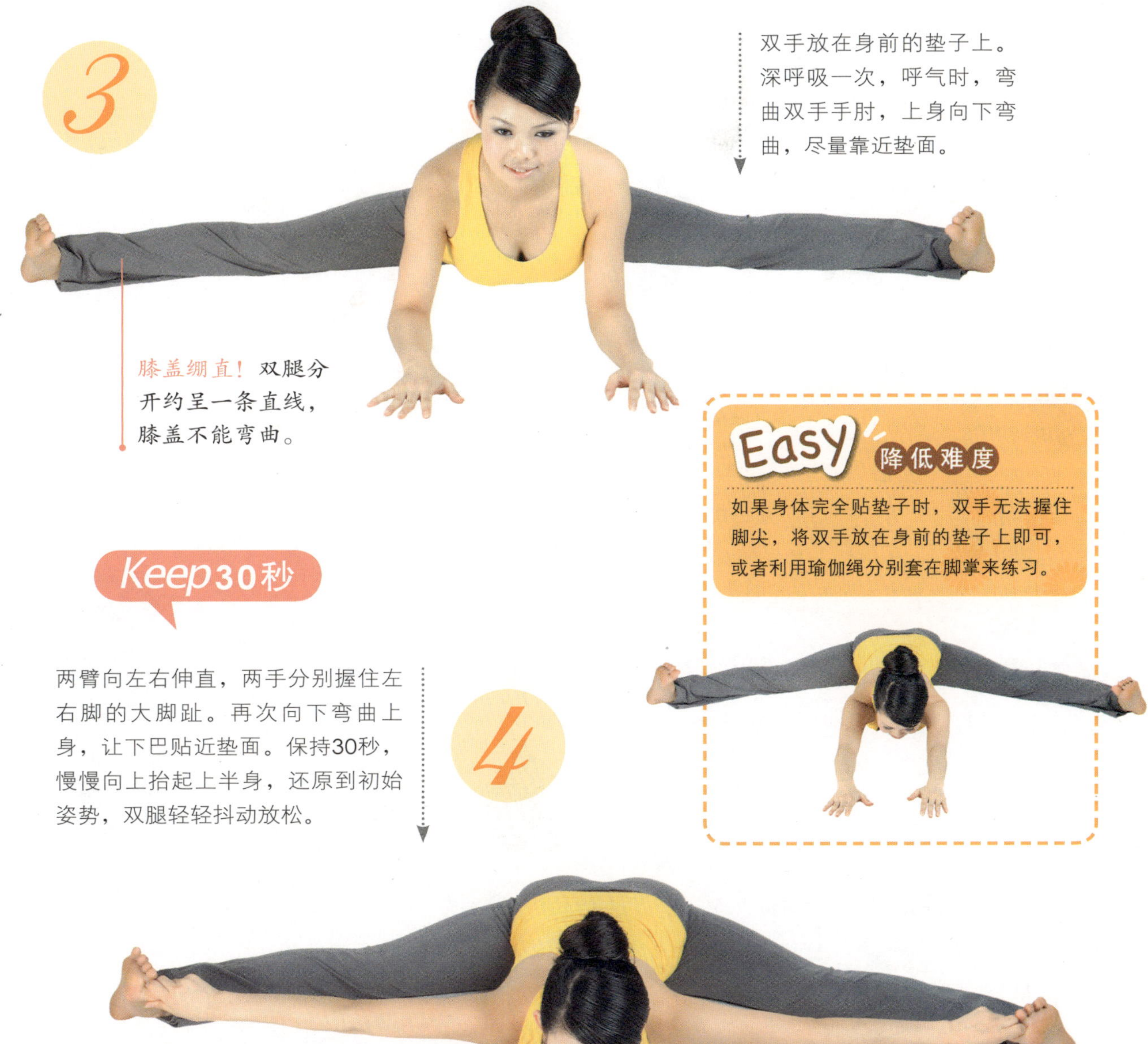

双手放在身前的垫子上。深呼吸一次，呼气时，弯曲双手手肘，上身向下弯曲，尽量靠近垫面。

两臂向左右伸直，两手分别握住左右脚的大脚趾。再次向下弯曲上身，让下巴贴近垫面。保持30秒，慢慢向上抬起上半身，还原到初始姿势，双腿轻轻抖动放松。

Easy 降低难度

如果身体完全贴垫子时，双手无法握住脚尖，将双手放在身前的垫子上即可，或者利用瑜伽绳分别套在脚掌来练习。

膝碰耳犁式

健身功效

1. 滋养和按摩腹部器官，增强性控制能力。
2. 伸展背部肌肉，锻炼脊柱。

重复次数 5次

1 仰卧于垫子上，双腿并拢伸直，双手贴于身体两侧，掌心向下。

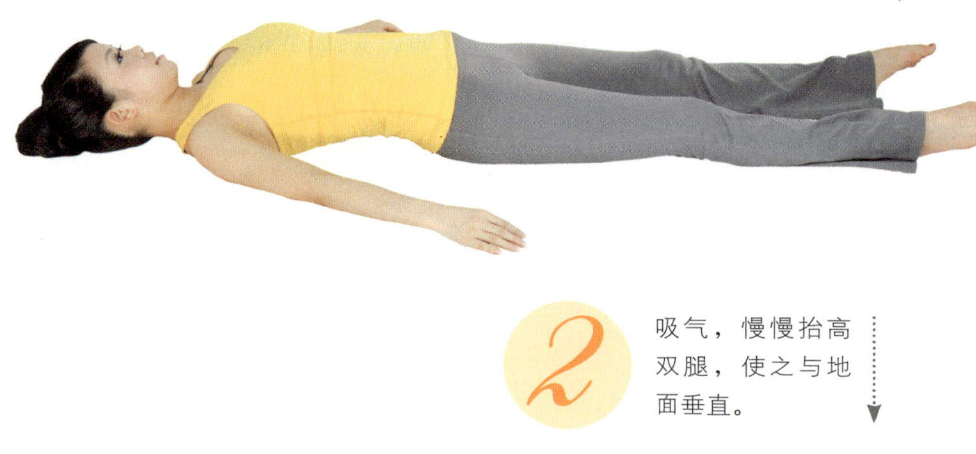

2 吸气，慢慢抬高双腿，使之与地面垂直。

3 呼气，慢慢抬起髋部和下背部，使两腿伸展到头上方，然后慢慢延伸到头后，脚尖着地。

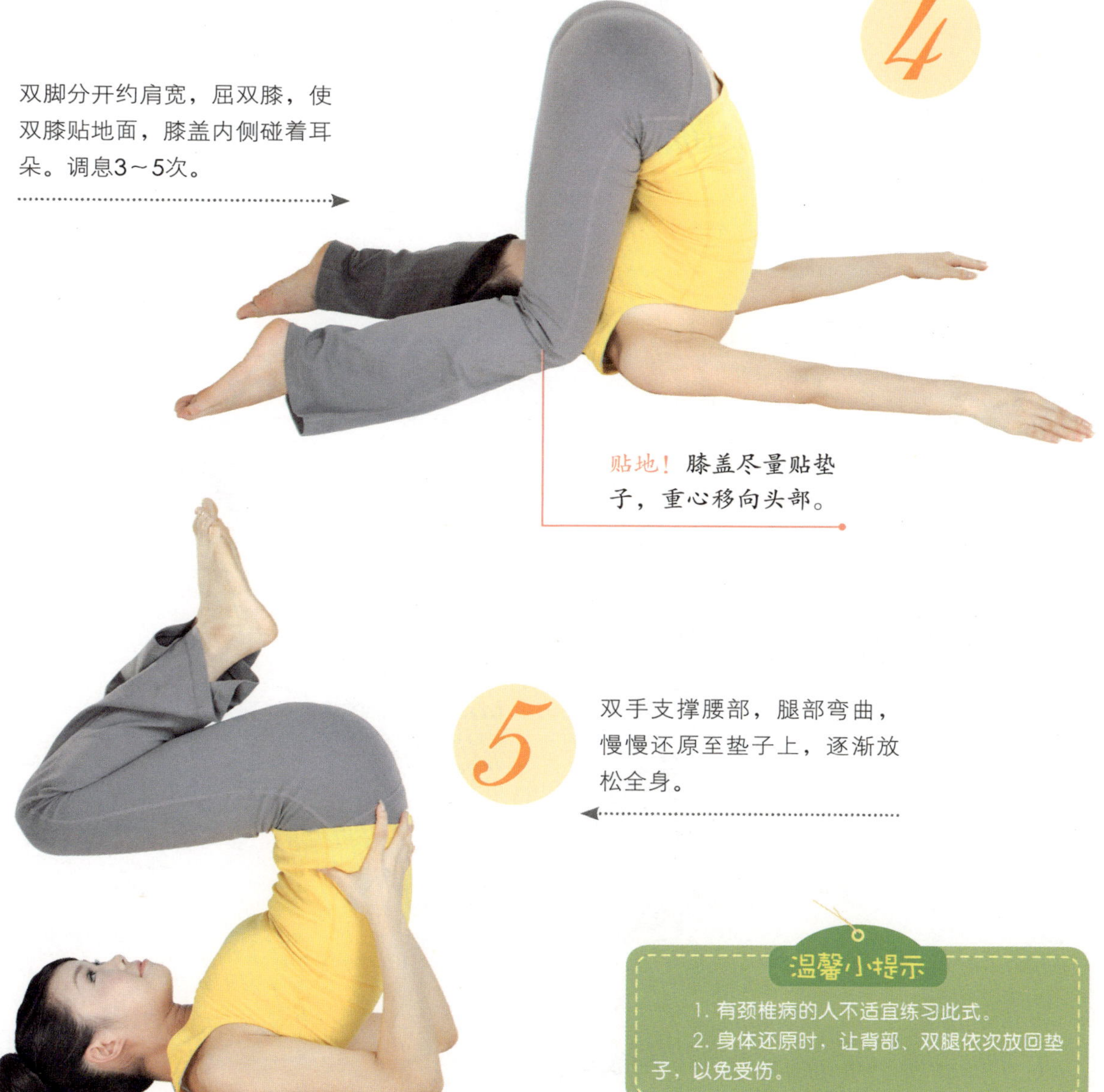

双脚分开约肩宽，屈双膝，使双膝贴地面，膝盖内侧碰着耳朵。调息3～5次。

贴地！膝盖尽量贴垫子，重心移向头部。

双手支撑腰部，腿部弯曲，慢慢还原至垫子上，逐渐放松全身。

温馨小提示

1. 有颈椎病的人不适宜练习此式。

2. 身体还原时，让背部、双腿依次放回垫子，以免受伤。

双腿背部伸展式

健身功效

1. 让血液在骨盆充分循环，使全身充满活力，大大激发性欲。
2. 收缩腿部肌肉，锻炼了腿部线条。

重复次数 4次

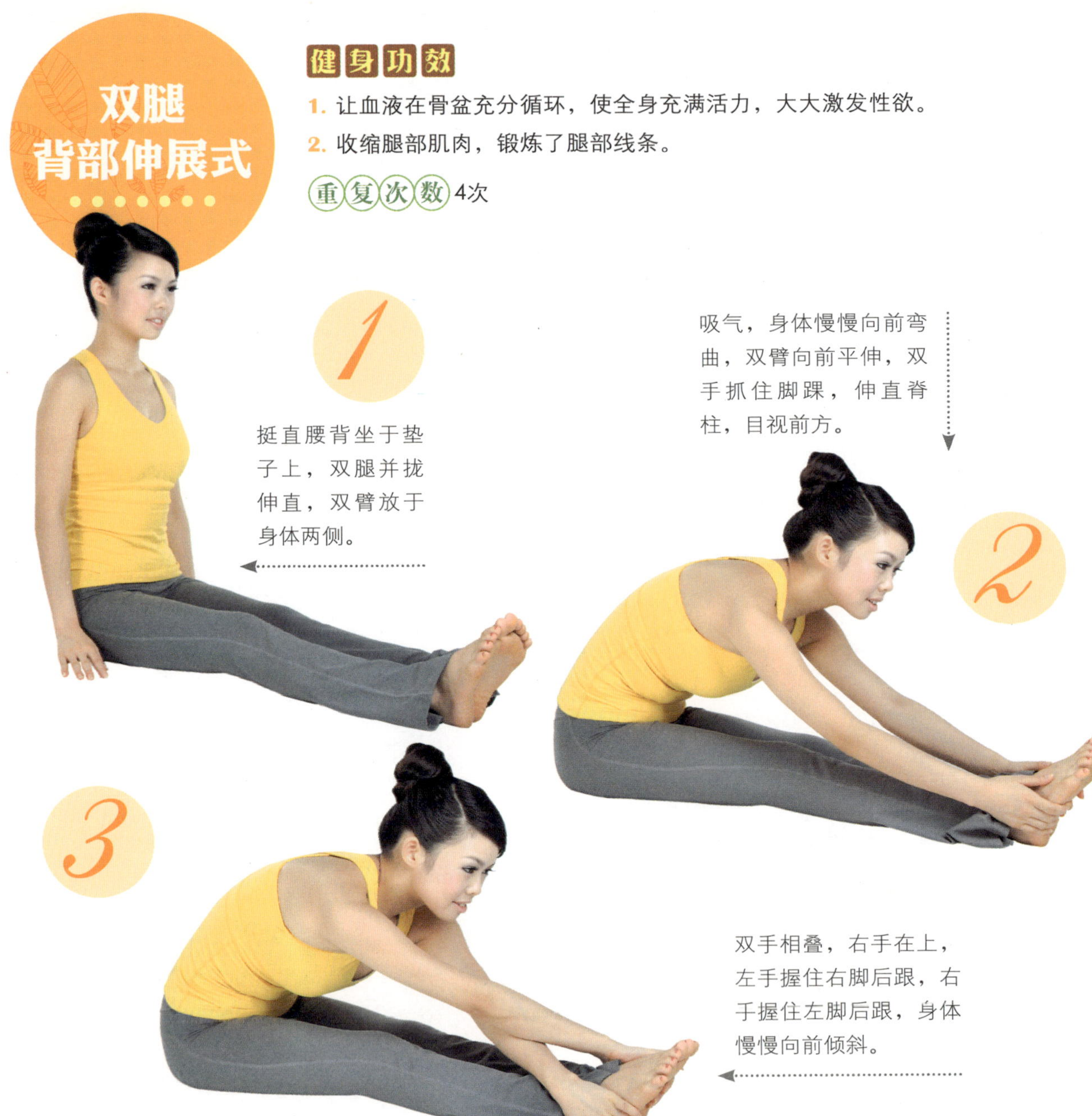

1 挺直腰背坐于垫子上，双腿并拢伸直，双臂放于身体两侧。

2 吸气，身体慢慢向前弯曲，双臂向前平伸，双手抓住脚踝，伸直脊柱，目视前方。

3 双手相叠，右手在上，左手握住右脚后跟，右手握住左脚后跟，身体慢慢向前倾斜。

温馨小提示

1. 身体向前倾时，背部不能弯曲。

2. 头部尽量靠近双膝，但不可勉强，小心拉伤。

Keep 30秒

4

深呼吸，呼气时上半身向右扭转，使左侧身体放到左腿上，头夹在两臂间，双眼望着上方。保持此姿势30秒。

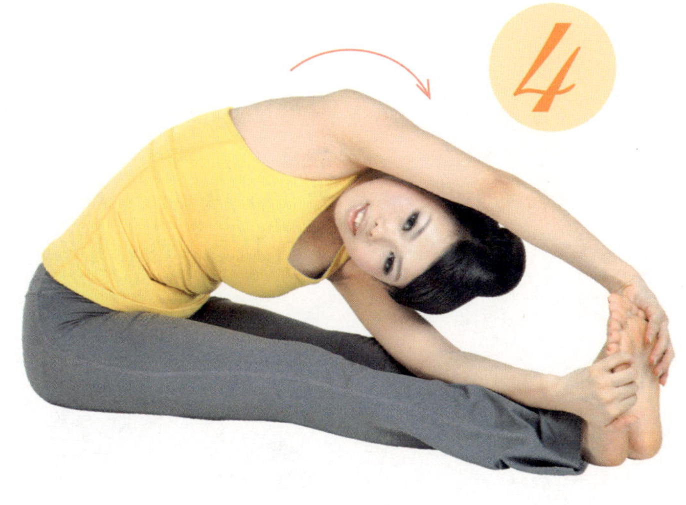

放松！双腿上下弹动，放松全身。

5

双手放松，上半身恢复正坐姿，手臂移到臀部后侧，身体稍稍后仰，慢慢放松全身。调整呼吸，换另一侧继续练习。

Yoga

两个人的10分钟

无论是情侣、夫妻还是朋友，都可以一起来练习瑜伽。双人瑜伽更强调双方的配合，不仅有益于身体健康，还可以增进双方感情，促进心灵的沟通。

双飞燕式

健身功效

1. 此动作给予两个人身体和精神的同等爱抚，有很好的助性作用。
2. 锻炼到了全身的肌肉，有助于塑形健身。

重复次数 双腿轮换，重复6次

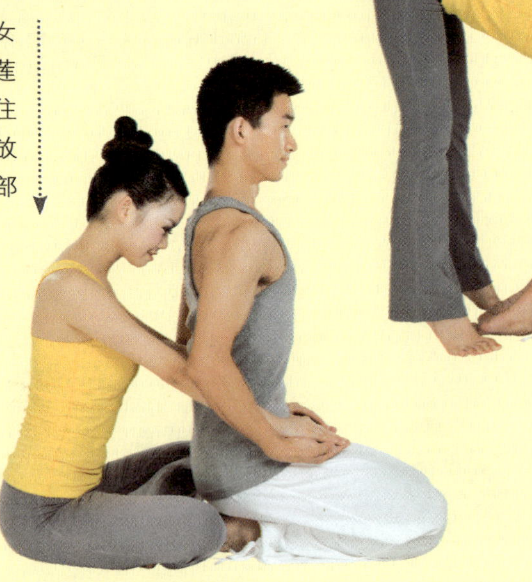

1 男士取金刚坐，女士在男士后，取莲花坐姿，双臂抱住男士腰部，双手放在男士手中，脸部贴其后背。

2 男士身体起立向前倾，双手、双膝着地，大腿与地面呈90°；女士双手放于男士肩部，双臂伸直，踮起脚站在其身后，臀部上提，脊柱延展，眼睛望向前方。

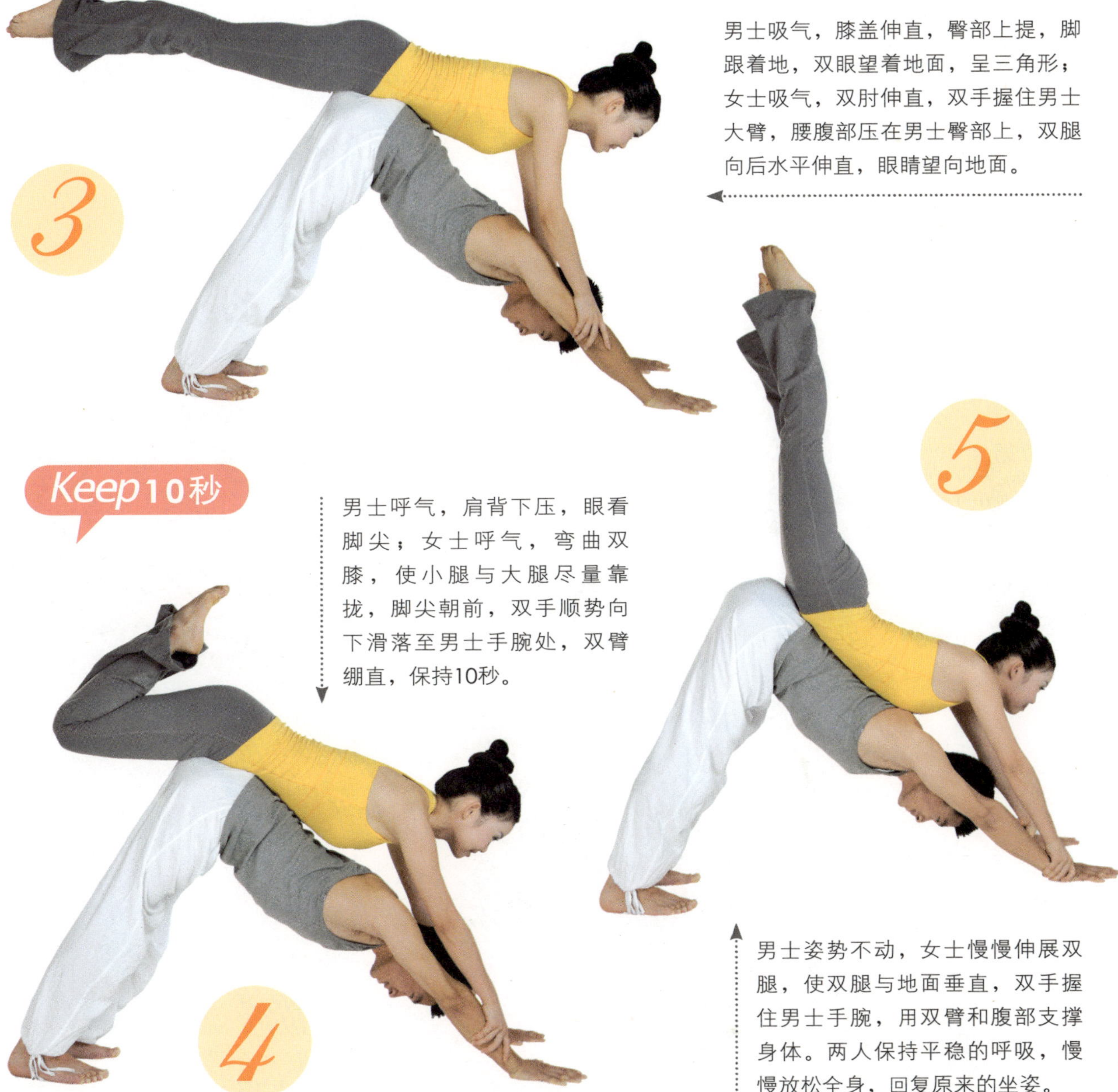

男士吸气，膝盖伸直，臀部上提，脚跟着地，双眼望着地面，呈三角形；女士吸气，双肘伸直，双手握住男士大臂，腰腹部压在男士臀部上，双腿向后水平伸直，眼睛望向地面。

男士呼气，肩背下压，眼看脚尖；女士呼气，弯曲双膝，使小腿与大腿尽量靠拢，脚尖朝前，双手顺势向下滑落至男士手腕处，双臂绷直，保持10秒。

男士姿势不动，女士慢慢伸展双腿，使双腿与地面垂直，双手握住男士手腕，用双臂和腹部支撑身体。两人保持平稳的呼吸，慢慢放松全身，回复原来的坐姿。

轮式＋弓式

健身功效

1. 锻炼两个人的腰部、背部、手臂的肌肉，美化身体线条。
2. 按摩腹部，有助于增强生殖系统功能。

重复次数 5次

女士伸直双腿坐在垫子上，双腿弯曲向臀部靠拢，双手弯曲，手心落在头顶，抬高臀部，身体呈轮式。

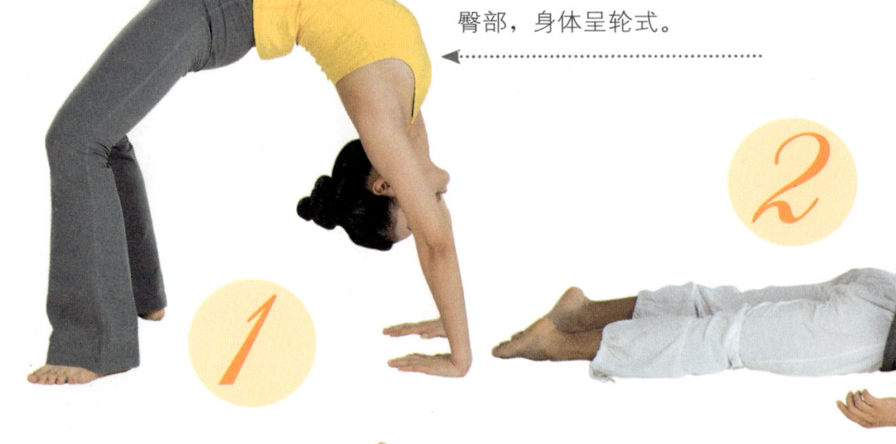

女士保持体式不动，男士在女士双腿之间俯卧，双手分别从女士双脚之间穿出来，两个人头顶相对。

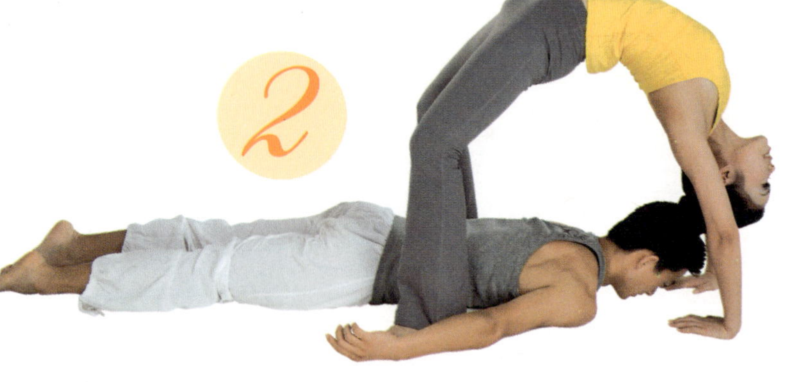

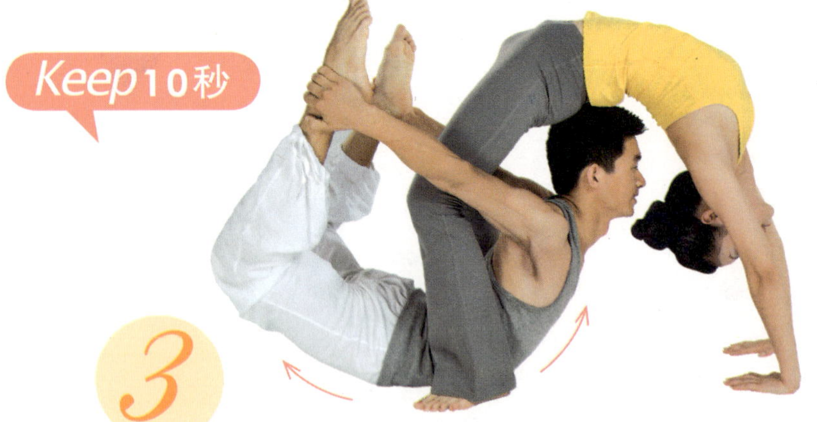

女士保持体式不动，男士双手从外侧抓住自己的脚踝，尽量抬高双腿和上半身，头顶对着女士腰部，眼睛望着女士后脑勺，身体呈弓式。保持姿势10秒，然后两个人慢慢放松。

双人V字式

健身功效

1. 强健腹部肌肉，改善内脏下垂，修正扭曲的腰椎，使激素得以发挥正常作用。
2. 消除腹部脂肪，有塑形的作用。

重复次数 5次

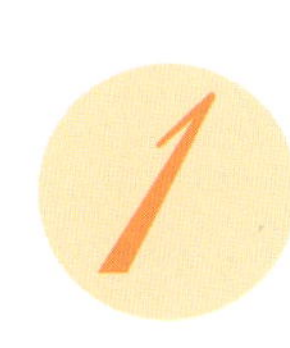

男女双方面对面坐于垫子上，双腿并拢一起抬高，慢慢绷直膝盖。男士双脚与女士双脚相对，俩人双手在腿外侧相扣，双臂保持水平。

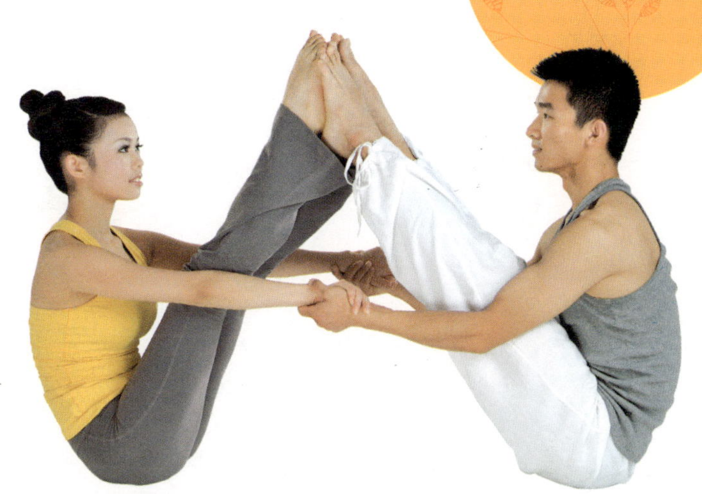

Keep 30秒

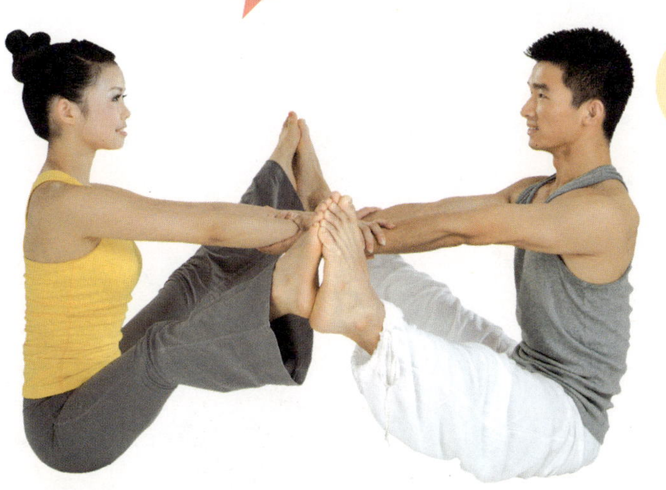

2

调整呼吸，双手放开，双腿慢慢向两侧打开，呈V字形，两人双手在腿内侧相扣，手臂水平拉伸。俩人视线相对，保持此姿势30秒，慢慢放松全身，回复坐姿。

温馨小提示

此动作要求身体的重量靠尾椎骨支撑，因此臀部随腿部尽量向上伸展。此外，双腿打开呈V字时，两个人的脚心应始终相对。

双人平板式

健身功效

1. 锻炼女士背部、腰部的肌肉，增强男士手臂、双腿的力量。
2. 增强身体的平衡感，有平和心情的作用。

重复次数 5次

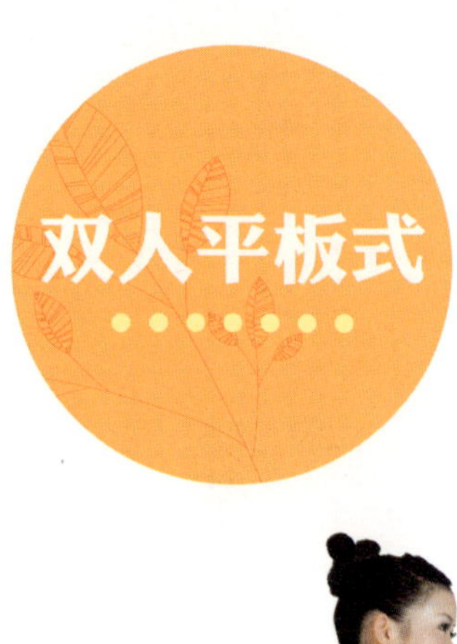

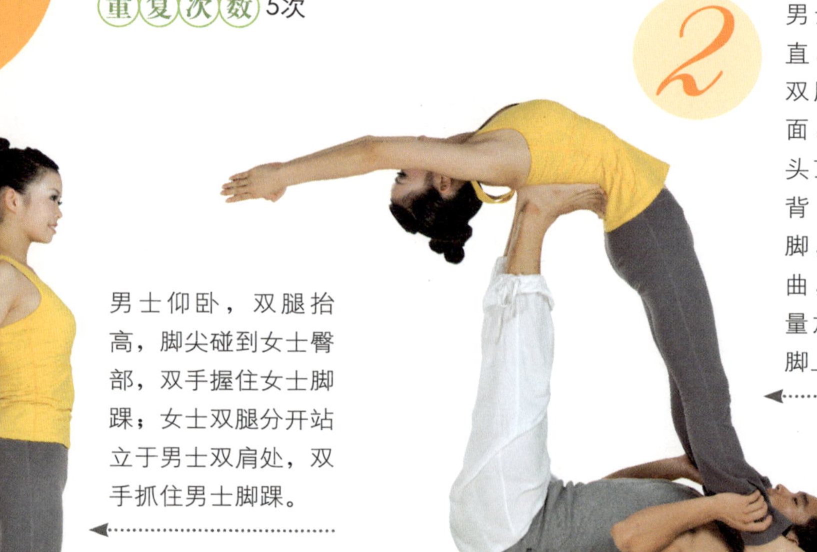

1 男士仰卧，双腿抬高，脚尖碰到女士臀部，双手握住女士脚踝；女士双腿分开站立于男士双肩处，双手抓住男士脚踝。

2 男士双腿慢慢绷直，双手将女士双脚慢慢抬离地面；女士双手在头顶上方合十，背靠着男士双脚，身体向后弯曲，将全身的重量放在男士的双脚上。

3 女士保持平衡，男士双手伸直，将女士双腿抬高至头顶上方。保持平衡10秒，然后慢慢放松。

Keep 10秒

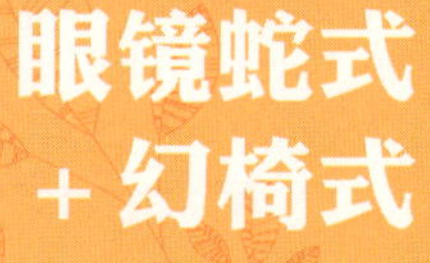

健身功效

1. 幻椅式可以锻炼男性腰背肌肉，刺激肾上腺激素分泌，提高性能力。

2. 眼镜蛇式能按摩女性盆腔部位，对生殖器官有一定的滋养作用。

重复次数 5次

1

女士俯卧，弯曲手肘，双手撑在肩膀下方；男士挺直腰背站立于女士腿部的两侧，双手自然垂放。

女士下颌慢慢抬高，头部后仰，上半身离开地面，双手向后伸；男士向前俯身，抓住女士双手。

3

男士手臂用力，使女士腹部离开地面。男士弯曲双膝，慢慢向下蹲。调息3次后放松。

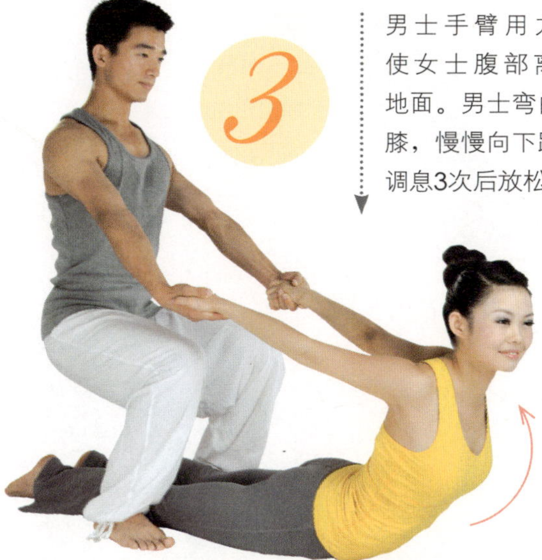

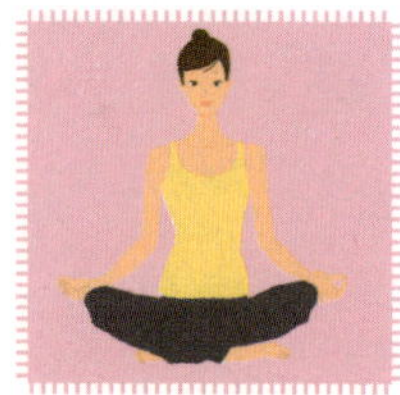

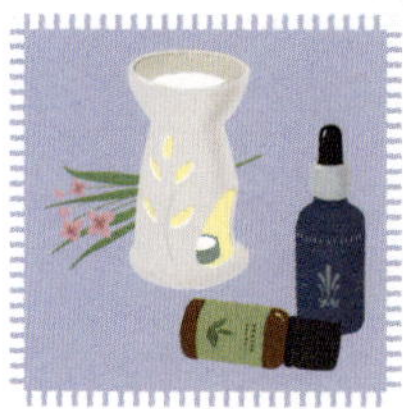

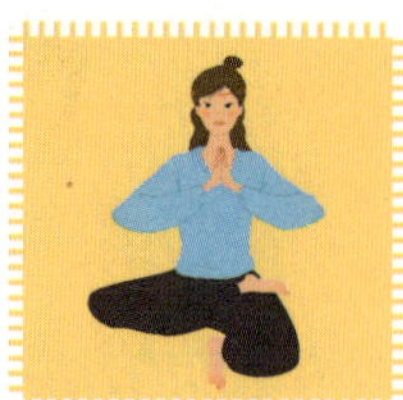

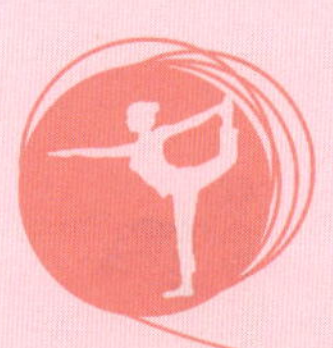

•瑜伽生活馆•

10分钟简易健身瑜伽

SHIFENZHONG JIANYI JIANSHEN YUJIA

版式设计：鲍丽丽

美术编辑：王道琴

文图制作：她品文化

插图绘制：赵　珍　许嫣娜

摄　　像：她品一朱科